統合失調症に負けない
家族のコツ

———読む家族教室———

著

渡 部 和 成

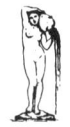

星 和 書 店

Seiwa Shoten Publishers

2-5 Kamitakaido 1-Chome
Suginamiku Tokyo 168-0074, Japan

Families' Knacks in Getting Over Schizophrenia

The class of family psychoeducation for readers

by
Kazushige Watabe, M.D., Ph.D.

©2010 by Seiwa Shoten Publishers

はじめに

　統合失調症の患者さんをお持ちになり，日々ご苦労されているご家族で，家族教室に参加したいと思われている方は，全国に多数おいでになるのであろうと思います．しかし，このようなご家族の中には，参加したくても身近で家族教室が開かれていないとか，家族教室が何か難しそうに感じられて二の足を踏んでしまうとか，日々の生活で忙しくなかなか参加する時間が取れないでいるとか，子どもが統合失調症を患い始めてもうすでに長期間経っていて，今さら家族教室に参加してもしょうがないと感じているなどのさまざまな理由で，家族教室に参加できていない方々が，やはり多数いらっしゃるのだろうと思います．

　この本は，そのようなご家族のために書き上げた「読む家族教室」を主内容とした，『統合失調症から回復するコツ』（星和書店，2009年3月）の続編です．回復するコツには3つあります．患者さんのコツ，ご家族のコツ，医療者のコツです．患者さんが，コツを使ってうまく病から回復していくには，ぜひともご家族によるコツを駆使したサポートが必要です．そこで，この続編では，ご家族のコツについて，もっと詳しく知ってもらうことができるようにしました．

本書は2部構成になっています。第1部は「読む家族教室」で，第2部は「読む講演会」です。

　「読む家族教室」は，私がこれまで精神科病院で統合失調症の家族心理教育を行ってきた実績を縦糸に，患者さんの回復のために頑張っておられるご家族との出会いの経験を横糸に作り上げたものです。ご家族がこの本をお読みになるだけで，家庭でいながらにして，病院で行われているのと同じ家族教室に参加する経験をしていただけるものと思います。誰もが「この本を読んでよかった」と思っていただけることを念頭に置き，今，統合失調症の患者さんをお持ちになり苦しんでおられるご家族が，知っているとうまく生きることができる最大限の情報を，わかりやすい文章でコンパクトに書くように努めました。

　現代は情報社会ですから，統合失調症に関する最先端の知識を紹介するご家族向けの書籍は多数書店に置かれ，インターネットではそのような知識に容易にアクセスすることができます。しかし，そのような知識は，家族教室に参加して体験を語る人々に出会って確認し，裏付けられてこそ，ご家族にとって有益な血の通った生きた情報になるのだろうと思います。

　ですから，この本では，統合失調症に関する通り一遍の情報をお伝えするつもりはありません。そうではなく，私が病院の家族教室で行ってきた統合失調症の家族心理教育のエッセンスを，「読む家族教室」への参加者である，統合失調症の患者さんを持つ全国のご家族に，生きた情報としてお伝えしようと思います。

　私は，読者の皆さんに，あたかも実際に家族教室に参加して，

お互いの顔を見ながら話し合っているかのように感じていただけるように，語りかけたいと思っています。

　この「読む家族教室」で，ご家族にホッとしていただき，患者さんが統合失調症から回復するのに必要な家族のコツを身につけていただければ幸いと思います。

　「読む講演会」は，私が医療者向けに行っている講演会や家族会で伝えようとしている統合失調症治療についての考えを，ご家族向けに読みやすくコンパクトにまとめたものです。これは，「読む家族教室」を補足するものと理解してお読みになってください。

　巻末には，私が行ってきた家族心理教育（家族教室）の効果に関する研究の結果を付録として載せてあります。少し難しいところもありますが，あわせて読んでいただければ，家族心理教育で大事なことや家族心理教育の治療有用性についての理解が進むと思います。

　全国の統合失調症の患者さんを持つご家族に本書を読んでいただき，1人でも多くの患者さんが，ご家族に支えられて生き生きと社会参加されるようになることを祈っております。

目　次

はじめに　iii

第1部
読む家族教室

第1章　「読む家族教室」を始める前に────3
1. 統合失調症という病名について　3
2. 統合失調症は慢性の脳と心の病気です　6
3. 統合失調症治療のキーワードは「コンステレーション」です　8
4. 統合失調症は人間的な病気です　12
5. 統合失調症治療では，ご家族の理解と協力が必要です　19

第2章　統合失調症治療での家族教室の重要性について────21
1. ご家族が1人で統合失調症について勉強するのは大変です　21
2. 私が病院で行っている家族心理教育をご紹介します　22
   - (1) 家族心理教育の概略　22
   - (2) 家族教室の手順　24
   - (3) 家族間交流について　26
   - (4) 幻聴体験と鎮静体験について　26

⑸みすみ会について　27

　⑹家族心理教育の参加状況　29

 3. 「回転ドア現象」という言葉があります　30

 4. ご家族が変われば，患者さんが回転ドア現象に陥るのを防ぐことができます　31

第3章　家族の仲間の話を聞きましょう ―――― 34

 1. 家族教室についてのご家族の主な感想　34

 2. 教室開始前のご家族の悩み　35

 3. 「読む家族教室」での家族の仲間のご意見を紹介しましょう　38

　⑴ご家族の孤独と悩み　39

　⑵教室で学んだ患者さんとの付き合い方　42

　⑶教室に参加して得た喜びと満足　45

　⑷教室に参加して思うこと　50

第4章　さあ，あなたも「読む家族教室」に参加しましょう ― 55

 1. 「読む家族教室」について説明します　55

 2. さあ，始めましょう　57

第1回　統合失調症ってどんな病気？　57

　⑴統合失調症は脳の病気です　57

　⑵統合失調症での脳機能異常について　58

　⑶統合失調症の原因と発症　60

　⑷統合失調症のタイプについて　61

⑸統合失調症の発症時期と頻度　62

⑹統合失調症の経過　62

⑺統合失調症の症状　63

⑻統合失調症の基本症状とは　68

⑼統合失調症の治療　68

第2回　どんな治療法が有効なの？　70

⑴統合失調症治療にはチーム医療が有効です　70

⑵薬物療法　71

⑶心理社会療法　80

⑷患者心理教育の「幻聴君と妄想さんを語る会」について　81

⑸他の患者心理教育プログラムについて　82

⑹社会生活技能訓練・デイケア・作業療法　84

⑺社会資源と福祉制度　85

⑻入院中に気をつけること：面会　86

⑼入院中に気をつけること：外出・外泊　86

⑽医師の患者さんへの向き合い方について　87

第3回　家族の苦悩と役割について：high EE から low EE へ　88

⑴ご家族は日頃どうしたらよいのでしょう？　88

⑵シュビングさんのようになろう　90

⑶low EE になろう：受容と共感　91

⑷愛の距離を守ろう：愛を伝える　92

第4回　統合失調症からの回復とは？　95

(1)症状がなくなることのみが回復ではありません　95

(2)ジョン・ナッシュさんのようになろう　97

(3)回復と家族の態度　98

第5回　患者と家族の精神の絆　98

(1)患者さんへの愛とご家族への信頼　98

(2)患者さんとご家族の精神　99

(3)心理教育での精神への働きかけ　100

(4)ご家族による受容・共感と患者さんの努力　101

第5章　いかがでしたか？——患者さんとご家族の心と人生を大切にしましょう————102

第2部
読む講演会

統合失調症治療の本質
——わかっていただきたい大切なこと————107

付　録
家族心理教育（家族教室）の効果に関する私の研究結果

1. 家族教室は，家族を low EE にする効果がある　119
2. 全回参加家族と中断家族における患者の予後の違いについて　120
3. 非再入院率は，回転ドア現象になりにくさを表すよい指標です　121
4. 家族教室終了群と中断群での入院患者の1年非再入院率を指標とした，家族心理教育の効果の差について　122
5. 家族の家族教室開始時あるいは終了時 EE と，入院患者の1年非再入院率との関係　122
6. みすみ会への参加率　123
7. 家族教室への参加態度の違いと入院患者の2年非再入院率との関係　124
8. 5年非再入院率で調べた入院中の患者心理教育と家族教室（家族心理教育）の治療効果　125

文献　133
おわりに　137
索引　139
著者略歴　143

第1部
読む家族教室

統合失調症に負けない
家族のコツ

第1章
「読む家族教室」を始める前に

1. 統合失調症という病名について

　どんな病気にも言えることですが，病気の治療は，病気の正しい理解から始めるべきだと思います。患者さんは，病気の理解ができていないと，自分の病状について医師に的を射た説明ができないでしょうから，適切で効果的な治療を受けられない可能性が出てきます。

　「統合失調症」という病名は，患者さんの現在と未来を表わしているよい名前です[19,23]。ところが，統合失調症の患者さんやご家族の多くは，耳をふさぎたくなるほどに嫌な，聞きたくない名前ととらえてしまっているのだろうと思います。この根本的なところのボタンのかけ違いを直す必要があります。

　統合失調症の理解は，まず，正しい病名の理解から始めなくてはいけないと思います。統合失調症には，「精神分裂病」という前病名にまつわる不幸な偏見・烙印（らくいん）・排除・収容の歴史が亡霊のようにつきまとっていますので，とりわけ統合失調症治療では，

病名の理解から始めることが病気の正しい理解につながるもっともよい方法であり，必要な方法であると思います。

統合失調症という病名は 2002 年から使用されていますが，これがよい名前であるということについてご説明しましょう。

まず，読み方についてです。統合失調症という病名は，サラッと読むのではなく，「統合」「失調」「症」と 3 つに区切ってゆっくり読むようにしましょう。すると，統合失調症という名前の意味をうまく理解できます。

つまり「統合失調症」は，"患者さんは，今，「統合」すなわち「心や行動をまとめること」を，「失調」すなわち「うまくできていない」，「症」すなわち「状態」，にあるということ" と読み取ることができます [19, 23]。ですから，「あなたは統合失調症です」と医師に言われたら，「あなたは，今，心や行動をまとめることがうまくできない状態になっています」と言われたということです。

このように，この病名は，統合失調症の患者さんの現在の病状を説明しているのだということを理解してください。

さらに病名を注意深く見てみますと，「病」ではなく「症」だというのですから，「今は調子を崩しているが，治療によりよくなる。回復できる」と，将来の病状の回復可能性までも病名から読み取ることができるのです。

どうでしょうか？　統合失調症という病名は，患者さんの現在と未来を表わすよいものだという私の考えを理解していただけたでしょうか？

この点から,「統合失調症」は, 精神科医師が患者さんとご家族に病名告知（☞1）をしやすく, かつ, 病気の理解をしてもらいやすい病名だと思います。ですから, 私は100％の患者さんとご家族に病名告知をしています。「患者さんに統合失調症の病名告知をすると, 患者さんがショックを受けるのではないか」と言う医師や医療スタッフをよく見かけますが, 告知することは「回復する病気だ」と説明することですから, そんな心配はちっともありません。逆に, そのような心配は, それこそ偏見であり誤解しているということになります。

　「統合失調症」という名は, 患者さんとご家族が, その表す病態を容易に受け入れ, 回復のために頑張ろうと思え, ファイトがわくよい病名であると言えるでしょう。

　私が診療をしている名古屋でも東京でも, 私から『統合』『失調』『症』の病名告知を受けた患者さんは, 急性期の方も慢性期の方も「先生の言うように考えればいいんですよね。病気を否定するのではなく認めて, 症状を管理していこうと前向きに生きていければいいんですよね」と, 皆さん笑顔で言われます。

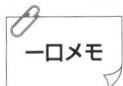
一口メモ

☞1　**病名告知**：患者に統合失調症であることを伝え説明すること。私は, 患者と同時に家族にも, 患者は統合失調症であることを伝え説明し, この病名は回復できる病気であることを示していることもわかってもらうようにしている。

2. 統合失調症は慢性の脳と心の病気です

　統合失調症は，大脳の前頭葉や側頭葉・大脳辺縁系（☞2）などに機能異常がある脳の病気（第4章参照）であることがわかっています。一般的に，人が「脳の病気かもしれない」と受け入れられるのは，明らかな意識・感覚・運動の異常を手掛かりにして，その人が自ら気づくか，他者に指摘されて気づくことができる場合のみでしょう。

　ところが，統合失調症では，意識はしっかりしており（意識清明），感覚や運動は普通で，脳の基本的機能は一見正常に見えるのに，知覚・思考の異常（幻覚・妄想（☞3））や心や感情の変化・行動の異常（猜疑的・攻撃的行動や引きこもりなど）が見ら

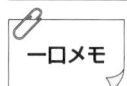

☞2　**前頭葉**：大脳の前方にあり，感情・注意・思考・記憶・実行機能・社会性・自発性などの機能に関係している。前頭葉の中でも前の方にある前頭前野は作業記憶（作業のために短時間覚えておくこと。長期間は記憶する必要はない）・認知行動の計画・人格の発現・適切な社会的行動の調節に関わっているとされている。

　側頭葉：大脳のもっとも外側にあり，記憶・聴覚・言語などの機能に関係している。

　大脳辺縁系：大脳の内側面で新皮質の縁にある古・旧皮質で，海馬・扁桃体・帯状回を含んでいる。機能は，情動・体験の記憶・食欲など基本的生命活動に直結した精神作用である[9]。

れるという状態が観察されます。ですから統合失調症は、現われている症状から、現象的にそして臨床的には、脳の病気としてではなく心の病気として捉えられ、理解されるのが自然でしょう。

すると統合失調症は、脳の病気であり、かつ心の病気であると言えます。そうしますと、統合失調症の治療では、脳の病気として、脳に作用する化学物質である薬を用いた薬物療法が効を奏することを期待することになりますが、一方、心の病気という視点からすると、社会的・人間関係的側面からの治療が同時に必要であるということになります。

心の病気には、その人の心の歴史や、所属する家庭や社会環境におけるストレス、入学・卒業・就職・結婚などの生涯にわたるライフイベントが、時間空間的にさまざまに影響します。ですから、統合失調症をはじめとするすべての心の病気は、発症時（急性期と言います）のみならず、発症後長期間（慢性期と言います）にわたって再発・悪化を防ぐように、治療を続けていかねば

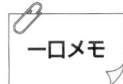

☞3　**幻覚**：「対象なき知覚」（知覚の原因となるものがない状況での知覚のこと）と定義される。声や音に関連した幻聴・見えることに関連した幻視・においに関連した幻嗅・触覚に関連した幻触などがあるが、統合失調症では幻聴がほとんどである。

　妄想：「訂正することができない誤った考え」と定義される。被害妄想（「いじめられる」など）・注察妄想（「見られている」など）・関係妄想（「（無関係なのに）私に咳払いをしてくる」など）などがある。

ならない慢性の病気であると言えるでしょう。

　薬物が奏効する慢性の病気であれば，患者さんが病気のことを正しく理解して，薬を飲み続けることが基本となります。加えて，統合失調症を含めた慢性の心の病気では，患者さんの心を包み込み支える周囲の人の心が，治療的に有効にはたらきます。

3. 統合失調症治療のキーワードは「コンステレーション」です

　ここで皆さんに気をつけていただきたいのは，統合失調症は心の病気だと言っても，カウンセリングが有効な治療手段であると言っているのではないということです。心の**葛藤**や**深層心理**（☞4）に病気の原因を求めるカウンセリング（**探索的精神療法**（☞5））は統合失調症治療では無効であるということが，すでに1980年代にアメリカで証明されています。

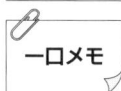

☞4　**葛藤**：相反する2つの欲求での二者択一の緊張状態にあることの意。たとえば，興味があるイベントに参加したいと思うと同時に，怖いから避けたいとも思う時などに葛藤が生じる。

　　深層心理：無意識のこと。

☞5　**探索的精神療法**：患者の無意識が言動にどのように影響しているかを探り，意識化させることを目指すもの[12]。

第1章 「読む家族教室」を始める前に　9

　先ほど述べましたように，統合失調症治療では「患者さんの心を包み込み支える周囲の人の心が，治療的に有効にはたらく」ということが大事なのです。このようなことをうまく説明する言葉をお教えしたいと思います。統合失調症治療のキーワードとも言うべき，一言で説明できて覚えやすい言葉があると，皆さんにとって便利だろうと思いますので。

　そのような言葉としては，「**コンステレーション**」[19]（☞6）が最適です。コンステレーションとは，心理学者のユングさん（有名なフロイトさんと同時代に活躍した人）の言葉で「布置（ふち）」（語源的には，星座）と訳されるものです。

　コンステレーションについて詳しく説明しましょう。

　コンステレーションとは，患者さんの心が回復する時に，患者さんが，自分の周囲に自分の心を気にかけ大事にしてくれる医療者・ご家族・仲間が自然と集まっていたこと（星座関係：図1）に気づくことを意味しています。つまり，患者さんが統合失調症から治った，または回復したと感じる時，患者さんという大きな星を中心に，その星と密接な関係を持った一団の星たち（周囲の

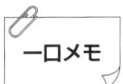

☞6　**コンステレーション**：内的必然性（患者さんの心が回復することとも言える）と外部変化（患者さんの周囲の状況が患者さんのためになるように変わってくることとも言える）の一致。患者が回復する時には，因果律を越えた（偶然な）周囲のさまざまな動きがあること[12, 19]。

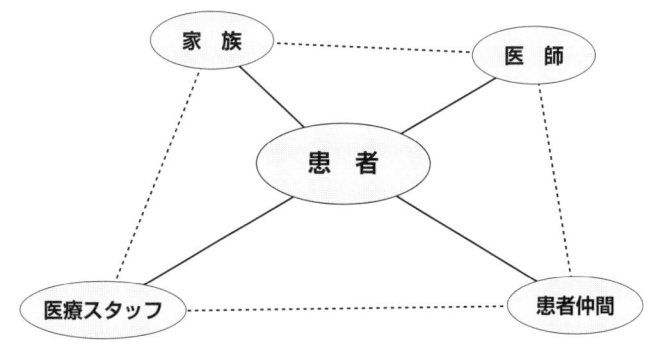

図1. 星座関係

患者さんは，統合失調症を治療し病から回復する時，すなわち統合失調症との付き合い方が理解できた時，自分には信頼し安心できる星座関係（コンステレーション）があることを認識できるようになる。患者さんがコンステレーションに気づくことが，統合失調症治療の目標の1つである（文献19より引用）。

人たち——ご家族，仲間，医師，看護師，精神科ソーシャルワーカー，訪問看護・デイケア・作業所・保健所などのスタッフのこと）が，意味を持った星座を形成していると理解してください。

　今，「意味を持った」と言いましたが，意味とは，星座のストーリーのことです。夜空に輝く北斗七星（おおくま座），北極星（こぐま座），オリオン座などが，それぞれのストーリーを持っているのと同じように，この患者を中心とした星座も独自のストーリーを持っているのです。そのストーリーとは，これまで患者さんが歩んできた回復の道筋でしょうし，これから歩むであろう希望にあふれた道を予測するものでもあるでしょう。

　そして，先ほど「自然と集まっていたことに気づく」とも言い

ましたが、この「自然と」とは、「結果的に、同時に」ということですので、恩着せがましくなく見返りを求めるでもなく、周囲の人の心が患者さんの心が回復するように存在し、働きかけている様子を表わしています。

ここで、この星座を構成する主な星のそれぞれの役割や、すべきことを説明したいと思います。

まず、医師です。

統合失調症は慢性の脳と心の病気ですから、精神科医の役割は、患者さんの病状を理解するために患者さんが話すことに耳を傾けて聴き、患者さんからの相談に親身に乗り、心を込めて助言をし、患者さんとご家族の意見を聞きながら患者さんに合った薬を処方していくことだろうと思います。

次に、ご家族です。

ご家族の役割では、患者さんがご家族を信頼し安心できて、素直にうまく医師と治療上の相談をしていけるように、家庭環境を整え、「常にサポートしているよ。安心してください」という信号を患者さんに送り続けることが重要です。

最後に、患者さんです。

患者さんの役割は、主治医やご家族と相談しながら、多くの患者さんたちと触れ合える環境を大事にして、回復へ向けてうまく頑張れている他の患者さんの真似をしていくことです。

このような星座関係の中で、患者さんはコンステレーションを感じとれ、周囲の人々に支えられて、安心して回復へ向かう努力を続けていくことができるでしょう。

4. 統合失調症は人間的な病気です

　これまでに説明しましたように，統合失調症は，患者さんがご家族に援助され，医療者（特に主治医）と相談しながら，主体的に積極的に自ら治療を進めていくべき病気です。ですから，どんな治療法よりも，患者さんの主体的，積極的態度こそが，統合失調症治療の土台であると言っても過言ではないでしょう。

　主体的，積極的に治療を受けていくには，患者さんは常日頃から，ご家族や医療者とうまくコミュニケーションをするように心がけることが重要です。そうすると患者さんは，幻覚・妄想や，不安・恐怖などの異常体験や，生活上の苦しみを，素直に相談できるようになるでしょう。

　話すことが大切です。うまく相談できていると，患者さんは，日常生活での自分の限界を知ったうえでの無理のない社会参加をしながら（これを「限界設定」と言います），自信を持って治療を進めていくことができるようになるでしょう。

　ここで，うまく限界設定ができている患者さんと，限界設定に失敗した患者さんの例を紹介します。

　まず，うまくできている例です。

　この患者Aさんは，不安を訴えカウンセリングセンターに通い始めました。その翌年，不眠・食欲不振で精神科クリニックに通院し始めました。その次の年には，「人の言うことがよくわか

らない」と訴えたり，興奮して暴力を振るったりするようになったため，入院となりました（第1回入院）。

　症状も改善し，退院した後は通院していましたが，1年後，薬を飲まなくなって不眠となり，しゃべらなくなったり，興奮し物を投げたり母を蹴飛ばしたりと，落ち着かなくなったために，再入院しました（第2回入院）。入院後約2年が経過したころ，私が主治医になりました。前主治医は病名告知をせず，患者心理教育にも参加させていませんでしたが，私はAさんに統合失調症の病名告知をし，患者心理教育への参加を促しました。Aさんは患者心理教育で，「病気であるのは自分だけではない，自分も社会に参加できるのだ」と感じとり，退院への希望を持てるようになりました。また，幻聴や妄想への対処法を学習して，幻聴に支配されて不安定になるようなことがなくなって，退院しました。

　退院した後は，短期間（3週間～3カ月）の入院が3回ありました。この患者さんは，合計5回入院したことになります。それぞれの入院期間は，第1回は4カ月，第2回は2年6カ月，第3回は3週間，第4回は2カ月，第5回は1カ月でした。患者心理教育に参加した後の入院期間は，短くなったと言えるでしょう。

　第2回入院から退院し通院が始まったころ，Aさんは，**デイケア**（☞7）に通うようになっていたのですが，「デイケアは参加人数が多くてストレスになるので嫌だ」と私に言ってきました。デイケアは50人規模のものでした。それで私は，参加患者が10人程度の少人数の**外来作業療法**（☞8）への参加を促してみました。しかし，そこでも集団に入りづらくてストレスを感じている

様子が見られました。

　Aさんは作業療法スタッフと相談し，患者さんとスタッフが1対1で行う個人作業療法でやってみようということになりました。すると，作業療法スタッフとの信頼関係を築けて，うまく通えるようになりました。

　ところで，Aさん自身は第2回の入院中に患者心理教育に参加していましたが，Aさんの両親は，第4回の入院中から家族心理教育に参加するようになりました。

　すると，Aさんの家庭の様子が変わりました。両親は家族教室で，「うちの子が社会復帰を前向きに考えるようになった。表情が生き生きとしてきた」と発言したり，「最近は勉強をして，子どもも私たちも賢くなったと思う。私たちは勉強したおかげで，上手に子どもに接することができているようだ」「子どもは波があっても何とかやれている。この状況が続くとよい」と述べたりするなど，明らかな low EE（☞9）家族（第4章を参照）[17]）に

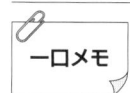

☞7　**デイケア**：病院・保健所などで行っている1日6時間の昼間ケア。多人数の患者さんがプログラムに参加する。患者さんにとって，生活のリズム，仲間作り，達成感を得る経験といったメリットがある。ご家族には，患者さんがデイケアを利用している間は，自分の時間を持つことができるというメリットがある。

☞8　**作業療法**：作業には身近な活動がすべて含まれ，そのような活動を介し気分転換・自信回復・集中力向上・生活技能向上・仲間作りなどを行う治療法。個人作業療法と集団作業療法の2種類がある。

なっていました。Aさんには安心と両親への信頼が増し，診察で「家で安心できている。家族の雰囲気が変わってきたので楽だ。自分のことを両親にわかってもらえるようになっていると思う」と述べるようになりました。

　このように，Aさんは，医師（私），作業療法スタッフと相談し，無理に多人数のデイケアや集団作業療法に参加しなければと頑張ることなく，個人作業療法に通うことにしたという自分の限界設定がうまくでき，そしてご家族とうまく相談できるようになって，安定していられるようになったと言えます。その結果，初診から7年後の最終退院以降は，現在まで約2年間，再入院することなく通院できています。

　次に，うまく限界設定ができなかった患者Bさんの例を紹介します。

　Bさんは20歳台の男性です。大学3年生のころアルバイトを辞め，自室に引きこもるようになりました。その後，幻聴（「『駄目だ，変だ』と男女の声がした」）・**作為体験**（さくいたいけん）（☞10）（「幻聴の主

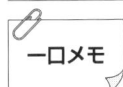

☞9　**Low EE**：家族の患者に対する感情表出が少ないこと。Low EE家族の患者は，再発・再燃が少ないことがわかっている。第3章表3，第4章を参照のこと。

☞10　**作為体験**：自分の思考や行動が他人にさせられているという体験のこと。

に動かされている」)・被害妄想(「見張られている」)があり,大学に行けなくなり**自閉**(☞11)し,不眠(「人に脅迫されているようで眠れない」)・昼夜逆転・食欲低下が見られるようになりました。Bさんは実家に戻りましたが,翌年,幻聴・妄想・自閉・昼夜逆転・**臥床傾向**(☞12)・尿便失禁・拒食・痩せ・**仙骨部褥瘡**(☞13)などがあり入院しました。

入院して1カ月半が経ったころ,患者心理教育への参加を始めました。

初参加から7日後の診察時に,「自分でトイレに行こうという気持ちになったのと,軽症病棟へ行きたいという目標ができたので,頑張っていける。今までやる気がなかった。失禁が治らなかったので,先が見えないという不安があった。死のうとしていた自分が恥ずかしかった。今は乗り越えた。オムツを外して(尿便失禁があったのでオムツをしていました),軽症病棟へ行きたい。学校へ戻りたい。患者心理教育が勉強になった。ああいうところに出たい」と述べたり,それから2週間後には,「コミュニケーションを取りたい。1日でも早く社会復帰したい。自信が出てき

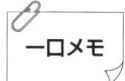
一口メモ

☞11 **自閉**:自分の内的世界に閉じこもること。

☞12 **臥床傾向**:布団の上に横になったまま起きられない状態が続いていること。

☞13 **仙骨部褥瘡**:長く寝ていて臀部に床ずれができていること。

た」と述べたりするなど，病状が改善しました。

　3カ月半の入院治療の後，退院しました。その後はデイケアに3カ月通った後，大学に復帰し，頑張って授業に出て見事に卒業できました。

　卒業後は，ひとまず実家でのんびりしてエネルギーをためた方がよかったのですが，Bさんは休むことなく，公務員になりたいと予備校に通い始めました。しばらくすると，通学途中の地下鉄の中で，何か漠然とした緊張感を感じるようになりました。そして，「自分と今（地下鉄に）乗り合わせている人とは，どこか違うのだろうか」と考え，「自分が薬を飲んでいることが違っているだけで，他は同じだ。薬を飲むのを止めればまったく同じで『普通』になれる」と思ってしまいました。Bさんは，薬を止めてしまいました。

　薬を止めたBさんは，その後間もなく自閉するようになり，再入院となってしまいました。

　この例は，大学を卒業しただけでもたいしたものなのに，「同年代の男性に負けないでいこう，親の期待に応えよう」と焦って無理をしてしまったのだろうと思います。Bさんは，実家から離れて1人で住んでいましたので，ご家族と十分には話ができていなかったのだろうと思います。その結果，社会参加を急ぐあまり患者心理教育で習ったこと（「自分の限界を知ろう」）を忘れてしまって，Bさんは限界設定をうまくできなくなってしまったのです。

この例からも，医師や医療スタッフにうまく相談でき，ご家族にも自分の調子を素直に話せることが大切だということがわかります。

　ところで，残念なことに，医療スタッフ（特に主治医）に素直に病状を話すと，薬を増やされたり入院させられたりすることになってしまうと思い込んでいる患者さんが多くいらっしゃるのですが，決してそうではないということをわかって欲しいと思います。薬が減ることだってあるはずです。薬を増やすことだけが，症状をよくする方法ではないのですから。
　医師は，患者さんに素直に話してもらうことによって，適切な助言ができ適切な薬の処方ができます。医師による患者さんの状況の十分な理解に基づく助言を患者さんが活かすことができれば，薬を増やさなくても大丈夫ですし，薬が減るかもしれないのです。
　患者さんは，いつも主治医と適切な薬の相談ができれば，自分に合った飲みやすい薬を処方してもらって，服薬アドヒアランスよく治療継続ができるだろうと思います。「服薬アドヒアランス」とは，患者さんが病気を理解して，回復のために主体的に薬を飲むことです（第3章，第4章参照）。「統合失調症ですから薬をください。この薬がないと，病気に打ち勝って生きていくことはできません」と私に言った患者さんがいます[23]が，これが服薬アドヒアランスをうまく表現した言葉だと言えます。
　その結果，患者さんの再発再燃，あるいは再入院を防ぐことができます。

したがって統合失調症では，患者さんの治療姿勢や努力によって，また，患者さんが医師とご家族を含めた周囲の人たちとうまく相談できているかどうかによって，病気は良くも悪くもなり，患者さんの人生も左右されてしまうということになります。

そのようなことから考えますと，統合失調症はきわめて人間的な病気であると言えるでしょう[19]。

5．統合失調症治療では，ご家族の理解と協力が必要です

統合失調症は，先ほど説明しましたように，慢性の病気です。とすれば，統合失調症の患者さんは，ご自身が病気を理解し日々の病状管理をしつつ，からだの慢性の病気である糖尿病や高血圧の治療の場合と同じように，病気とうまく付き合っていくことが必要なこととなるでしょう。

糖尿病では血糖値が高く，高血圧では血圧が高いという病気の状態が，血液検査や血圧測定によって誰の目にも明らかな形で示されるので，患者さんによる病気の理解は容易です。しかし，そのような病気ですら，患者さんはなかなか継続して治療を続けることができないものです。糖尿病や高血圧の患者さんは，ご家族に病気を理解してもらい協力してもらってようやく，必要な薬物療法・食事療法・運動療法を継続して進めることができて，病気の管理ができるようになるようです。

ここで重要なことは，糖尿病や高血圧というような，病気の理解が容易なからだの病気であっても，患者さん1人では病気の克

服は難しく，ご家族による病気の理解と治療上の助け，すなわち患者さんへの励ましと協力が必要だということです。

ところで，統合失調症は脳と心の病気で，病状を客観的なデータにして見ることができない病気ですので，糖尿病や高血圧などのからだの病気よりその理解は大変です。統合失調症の患者さんは，病気を受け入れ治療を続け，主観の歪みによる体験（症状）を自分で客観的（第三者的）に見つめ，現実と症状の区別をつけて，病気を管理することを継続していくことができなければ，うまく現実世界に対応して生きていくことはできません。

このような現実世界への対応は，統合失調症の患者さん1人だけの力では不可能なことだろうと思います。つまり，統合失調症の患者さんは，人の，多くの場合はご家族の助けがなくては，治療のスタートである病気を理解して受け入れ治療を始めることも，長期にわたって治療を続けて病気を管理することもできず，社会復帰も難しいでしょう。

したがって，統合失調症の治療では，糖尿病や高血圧の治療の場合と同様に，いやそれ以上に，治療開始時だけでなく，入院中も通院中もずっと長期にわたって，ご家族の理解と協力による患者さんへのサポートが是非とも必要なのです。

第2章

統合失調症治療での家族教室の重要性について

1. ご家族が1人で統合失調症について勉強するのは大変です

　統合失調症に関して，最先端の情報・知識を交えて説明してある素晴らしい本は多く出版されています。しかし，そのような難しい本を，ご家族が1人で頑張って読まれるのは大変なことだろうと思います。患者さんと向き合う中で，ご家族が本から得た情報・知識をうまく活用できるようになることは，また大変なことです。

　私が出会ったあるご家族が，こんなことを言われました。「これまでに何冊も統合失調症に関する本を読みましたが，なかなか子どもとうまく付き合えるようになれませんでした。家族教室に参加してみて，ようやくうまく付き合えるようになって，子どもとの時間を大事にできるようになっています」と。

　この言葉は何を意味しているのでしょうか。

　1つには，ご家族が患者さんを理解し支えて行くためには，本

で得た知識だけでは難しいということでしょう。言い換えると，ご家族が，同じように統合失調症患者を持ちながらも頑張っている他の家族との触れ合いの中で，ご自身の心の調整ができてはじめて，勉強した知識に血を通わせることができるのだろうと思います。それによってご家族はその知識を活用でき，患者さんとうまく付き合えるようになるのだろうと思います。

　知識は言葉を介し，言葉は心を介して伝わるものです。人の心が知識に命を与えます。

　ところで人の心は，自分1人だけではなかなかわかりにくいものです。ですから，同じ境遇にある多くの他の家族と触れ合い話し合うことによって，ご家族自身の心の理解が進み，心を調整することができるようになるのだろうと思います。

　このような意味で，統合失調症について集団で勉強する家族教室（家族心理教育）は，ご家族にとって病気を知り自分を知る貴重な場となり，患者さんの治療において有効なものであると言えます[13-25]。「読む家族教室」では読者の方々に，紙上でのいろいろなご家族との出会いを，ぜひ体験していただきたいと思います。

2. 私が病院で行っている家族心理教育をご紹介します

(1) 家族心理教育の概略

　私の家族心理教育は，家族教室と「みすみ会」とからなっています。現在は，東京の八王子で行っています。名古屋では，みすみ会だけを継続して行っています。

表1. 実際の家族教室の内容

1. スライド「精神分裂病の家族心理教育カリキュラム」（クリストファー S. エイメンソン；星和書店）（第1回～第6回）
    ①脳の疾患
    ②原因と経過
    ③治療
    ④薬物療法
    ⑤リハビリテーション
    ⑥家族の役割
2. 幻覚の擬似体験（virtual hallucination；ヤンセンファーマ）（第7回）
3. 鎮静の擬似体験（virtual sedation；大塚製薬）（第8回）
    （21年3月までは，「行動療法的家族指導」ビデオ；丸善）

　家族教室は，8回1クールで1カ月に2回ずつ行っています（表1）。ですから，すべて参加するのには4カ月かかります。

　エンドレスの勉強会であるみすみ会は，月に1回の割で行っています。患者さんが入院しているか外来であるか，急性期であるか慢性期であるかを問わずに，参加を希望するご家族すべてに参加してもらっています。1家族何人でも出席できます。

　しかし，家族教室への参加は，8回全部に参加することを条件としています。何らかの都合で参加できなかった場合は，次のクールの該当するテーマの回に参加してもらうようにしています。みすみ会への参加は，家族教室に全回参加し終わったことを条件としています。これは，厳しくしています。家族教室には8回全部出てもらうことが約束ですし，やはり全回参加することが頑張るということでしょうから。

(2)家族教室の手順

①家族教室はチーム医療として行っていて，参加スタッフは，医師（私），看護師（当番制），**精神科ソーシャルワーカー**（☞14）（担当制）の3人です。

②開催場所は，病院講堂です。

③まず受付で，看護師と精神科ソーシャルワーカーが参加家族にネームプレートと資料の配付を行います。

これから4カ月間一緒に勉強していく仲間ですので，お互いが名前を知るということが大切です。そうすると，会としての凝集性と親密性が高まります。家族同士の意見交換がしやすくもなります。

④看護師と精神科ソーシャルワーカーが部屋に誘導し，着席を促します。

⑤医師と精神科ソーシャルワーカーで家族教室を開始します。開始後は，看護師が遅刻者の受付と誘導を行います。

⑥会の前半は，スライド・擬似体験で勉強し，後半は医師が中心となった質疑応答と家族間交流をしています。

表1に示しましたように，スライドのテーマは，第1回は脳の疾患，第2回は原因と経過，第3回は治療，第4回は薬物療法，

一口メモ

☞14 **精神科ソーシャルワーカー**：医療・福祉・社会復帰の相談に乗る役割を持つスタッフ。

第5回はリハビリテーション，第6回は家族の役割です。

擬似体験のテーマは，第1回（7回目）は幻聴体験，第2回（8回目）は鎮静体験です。7回目と8回目の前半では1人ずつ擬似体験をしてもらっていますので，順番が終わった人と順番待ちの人全員と私とで，治療全般にわたっての質疑応答・意見交換をしています。

7回目の後半には，精神科ソーシャルワーカーによる福祉制度の説明もしています。統合失調症は慢性疾患ですので，福祉制度をうまく利用することも大切であるということをお伝えしています。

家族教室とみすみ会を通して，毎回の家族心理教育の場で，私は患者さんの**ノーマライゼーション**（☞15）に向けて，患者さんの**病識**（☞16）獲得とご家族のサポート力の向上を励まし，一緒に頑張っていこうとする治療者の心と，患者さんとご家族を**受容・共感**（☞17）し指導していこうとする熱意とが，いつもご家族に伝わるようにしています。

一口メモ

☞15 **ノーマライゼーション**：もともとは，デンマークのバンク＝ミッケルセンによって提唱されたもの。社会生活上で，患者に可能な限り健常者と差のない環境・生活条件を与えることを言う。

☞16 **病識**：精神的な病であることの認識，病気に対する自覚。

(3) 家族間交流について

　家族教室のどの回においても，会の後半では，ご家族はいろいろな参加家族の話を聞くことになります。参加家族は，お互いに「自然と」教師役となり，よき理解者であり慰めあう同志となります。

　家族間交流では，参加家族全体を「支えあう集団」として意識できるようになることがよいのだろうと思います。

　私は，時間の許す限り多くの人に発言してもらうようにしています。人は，心を言葉に変えることにより，自分の心をよく理解できるようになります。話し出すと，意外と素直な心で話せるようになるものです。また，話すことで，自分の考え・気持ちをわかってもらえたという安心感につながります。ですから，他者に話すことはよいことです。

　なかなか意見や感想が出ない場合には，医師（私）から指名してご家族に発言してもらっています。そこからご家族同士の意見交換がスムーズになります。

(4) 幻聴体験と鎮静体験について

　幻聴体験では，3次元的に幻聴を擬似体験できる装置を用いて，

一口メモ

☞17　**受容・共感**：受容とは無条件に相手を受け入れることを言い，共感とは相手の立場に立って相手を理解することを言う。

幻聴の世界はこんなふうだということを体験してもらっています。すると，「幻聴って，こんなに怖いものとは知りませんでした。あの子は苦しいのだろうなあと思います」というようなご家族の感想が聞かれます。鎮静体験では，「薬で鎮静が強いとどうなるかがわかりました。鎮静がひどいと，1つひとつが思うようにいかないものですね。大変です」との感想が聞かれます。

　幻聴の苦しさと鎮静の辛さを味わってもらって，患者さんに対する共感的理解を深めてもらっています。

(5) みすみ会について

　いつも，「みすみ会」の"みすみ"とは，どういう意味ですかと聞かれますので，まず，その説明をしましょう。

　まだ雪深い春3月，最初に雪をはねのけて出てくる花は雪割草(ゆきわりそう)です。この雪割草の別名を「みすみ草(そう)」と言います。「みすみ会」の"みすみ"は，このみすみ草の"みすみ"なのです。

　つまり，「ご家族の皆さんは，今は非常に厳しいけれども必ず春がくる。回復という春に向かって，みすみ草のようにみんなで頑張っていこう」という思いで，私が名付けたものです。

　みすみ会は家族が運営する家族心理教育の場であり，いわゆる家族会ではありません（表2）。参加スタッフは，医師（私）と精神科ソーシャルワーカー（担当制）の2人です（名古屋みすみ会は，私だけで行っています）。

　開催場所は，病院講堂です。精神科ソーシャルワーカーが事務局として，受付と参加費の徴収を行います。早く来た家族が，飲

表2. みすみ会の特徴

①月1回開催される，家族のためのエンドレスの勉強会である。
②家族教室の復習と家族間交流からなる。
③いろいろな段階の家族がいるので，みすみ会は，多彩な教師役の支え合う集団となる。
④まるで参加家族全体が，1つの大きな家族のようになる。
⑤家族の心を癒す拠り所となっている。

み物と菓子を配ります。いつも，何人かで和気あいあいとやっておられます。これがよい雰囲気作りに役立っています。

　家族が司会しスタートします。出席者全体で，私が用意した教材（家族教室の復習的要素がある）に沿って勉強した後，私がご家族にとって大切なこと（大切なこととは，突き詰めればやはり「受容と共感」です）をお伝えした後，質疑応答と家族間交流をしています。

　みすみ会終了後は，場所をご家族に開放し，雑談してもらっています。

　参加家族全体が，まるで1つの大きな家族のような印象を受けます。このような大きな家族の中で，ご家族は話し，聞いてもらって，救われるのでしょう。

　みすみ会にはいろいろな段階のご家族がいて，多彩な教師役の集団となりますので，支え合うのに効果的です。つまり，入院中の患者さんを持つご家族，退院した患者さんを持つご家族，入院を繰り返している患者さんのご家族，何とか患者さんの再入院を防ぐのに大変な状況で頑張っているご家族，通院だけで治療して

いる患者さんのご家族，5年以上継続して参加しているご家族，参加し始めて間もないご家族，いろいろな続柄のご家族など，多彩なご家族が集って勉強し，情報交換することになりますから，非常に効果的なのです。

(6) 家族心理教育の参加状況

家族教室は，これまでの8年間に146回開催し，のべ1,932人のご家族が参加されており，1回につき13.2人が参加しています。

みすみ会は，これまでの8年間に84回開催し，のべ1,822人のご家族が参加されており，1回につき21.7人が参加しています。非常に多くの方々が，エンドレスに勉強しておられることがおわかりになるでしょう。

家族教室に参加されるご家族の続柄を見てみましょう。

平成15年の調べですが，もっとも多いのは母親で55％を占めています。次いで父親の24％，兄弟12％，配偶者4％，子2％の順となっていました。圧倒的に母親が多いですね。

家族教室に参加してくるご家族は，何を期待しておられるのかを調べました。

その結果，父親と母親でともに，「患者の悪化や再発を予防できるようになりたい」「患者への上手な対処法を身につけたい」「病気や治療法などについての基本的知識を身につけたい」の3つが上位を占めていました。ところが，父親では，「退院後，家族が患者をうまく受け入れていけるようになりたい」も3位に入っていました。両親共通して上位であった期待は，「知識を得た

い」と「具体的対処法を知りたい」という，すぐに子どもの病気をよくしたいという願いからの発想のものでした。父親の3位の期待は，将来へとつながる包容力を感じさせるもので，これは母親の期待としても上位3つに次ぐものとして見られていました。このような発言は，患者さんの病からの回復にとってもっとも大事なことだろうと思います。

　この点からも，両親が揃って家族教室に参加され，話し合われることが，患者さんにとってよいことだろうと思います。

3.「回転ドア現象」という言葉があります

　回転ドアですから，いったん建物外に出ても，放っておけばドアは回転して，また建物内に入ってくるわけです。回転ドアは，それを繰り返しています。

　精神医学の教科書での統合失調症治療に関する記載には，「回転ドア現象」という言葉が出てきます。意味するところは，「統合失調症患者は回転ドアのようなもので，病院から退院してもすぐ再入院して戻ってくる」ということです。

　このように精神医療では，回転ドア現象は，統合失調症の再発・再入院の多さを表す言葉として用いられています。すなわち，統合失調症患者の再入院は当たり前と受け取られています。

　それでよいのでしょうか？

　患者さんは，回転ドアの状況では，1回しかない大事な人生を台無しにしてしまいます。回転ドア状態の患者さんのご家族もま

た，大事な人生を失いかねません。

では，どういう患者さんが回転ドア現象に陥るのでしょうか？

一言でいえば，自分の病気を統合失調症と認めない患者さん，つまり病気を否認し病識のない患者さんです。このような患者さんは，たとえ入院中には従順に薬を飲んでいたとしても，退院すれば薬を飲まなくなります。そうすると病状悪化が必至で，その後再入院となってしまうわけです。

4. ご家族が変われば，患者さんが回転ドア現象に陥るのを防ぐことができます

しかし，病識を獲得した患者さんでもそれを長期間維持することは難しいようですので，回転ドア現象を免れるには，患者さんが努力するだけでは十分ではないのです。ご家族が病気を理解して，患者さんをサポートできるようになることが大切です。

ご家族が変われば，患者さんが回転ドア現象に陥るのを防ぐことができます。

このことを端的に示しているCさんを紹介しましょう。

Cさんは，20歳台の女性です。3年前に2回入院していました。

ある年の3月，いらいら・恐怖・幻聴・幻視・被害関係妄想・恋愛妄想・意欲低下などがあり，外出できず通院もできなくなりました。それで，母親がCさんの代わりに薬を取りに来ていました。しかし母親は，主治医である私にいらいらをぶつけ，薬を

変えるよう主張してばかりでした。

　私は，私の治療方針を知ってもらうために，母親に家族教室に参加するよう勧めました。母親は家族教室に参加してくれました（4月〜8月）。しかし，はじめのうちは，Cさんを批判する言動ばかりを繰り返していました（high EE；第3章表3，第4章を参照）。

　Cさんは相変わらず外来には来ないのですが，4月末にひょっこりと私の患者心理教育に参加しに来ました。その後は，再び外来には来ませんでした。しかし，8月に通院を再開しました。何があったのかと言いますと，6月に母親が家族教室でもらった資料をCさんに見せたらしいのです。その時，Cさんは，「脳の病気・服薬の必要性についてわかって落ち着いた」と言っていたそうです。

　Cさんは翌年の2月，介護員募集の貼り紙をみつけて，介護員になりたいと面接を受けました。その際，Cさんは自分から「自分は統合失調症です」と言ったそうです。それでも採用され，週3日働いています。

　Cさんは，病識を持ち社会復帰したわけです。

　実は，この家庭には，もう1つ変化がありました。

　その後，Cさんの父親が家族教室に参加し始めました。父親は，「これまでは母親ばかりに娘のことを押しつけてきて，申し訳なかった。これからは自分も参加したい」と言ったそうです。

　このように，1人のご家族の家族教室への参加が，患者さんの

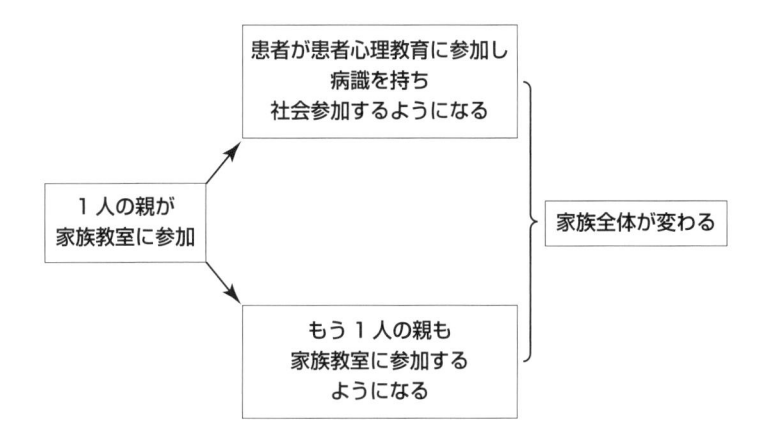

```
1人の親が家族教室に参加
  ↓
患者が患者心理教育に参加し
病識を持ち
社会参加するようになる
  ↓
もう1人の親も
家族教室に参加する
ようになる
  ⎫
  ⎬ 家族全体が変わる
  ⎭
```

図2．家族教室が家族全体を変えたCさんの場合

病識の獲得・社会復帰をもたらし，それだけでなく，今まで無関心であった父親までも変わらせることができたということになります（図2）。このCさんの場合のように，家族教室は，患者さんを含めた家族全員の人生を変え，保障する力があるのです。

素晴らしいことです。

第3章

家族の仲間の話を聞きましょう

1. 家族教室についてのご家族の主な感想

　家族教室に参加されたご家族が，参加しての感想として異口同音におっしゃることは，当然ながら「病気の理解ができた」「治療法がわかった」「不安が減った」などの直接的な効果についてです[13,17]。それらの感想と並んで多く寄せられるのは，「家族教室に参加して，家族の仲間ができてよかった」というものです。しかし，家族教室開始前に，家族の仲間が必要だと言ったご家族は1人もおられませんでした。

　読者の皆さんは，この違いをどうお考えになりますか？

　私は，次のように考えます。

　恐らくご家族は，参加される以前には，どうして自分の子どもがこんな病気になってしまったのだろうと嘆き，このような苦しい境遇は自分だけだと思い込んで，ただ黙っていたのでしょう。そのご家族が，家族教室で他の参加家族の話を聞いて，同じ境遇にある仲間（家族）はたくさんいて，自分だけではないんだとい

うことを知り，家族教室に出てよかったと思われたのだろうと思います。そして，家族教室で心が解放され，いろいろな思いが言葉になり他の家族と体験を話し合えたことによって，スーッと心の荷が下りてホッとされたのではないでしょうか。それで，「家族の仲間ができてよかった」と実感されたのだろうと考えられます。

2. 教室開始前のご家族の悩み

家族教室に参加されたご家族にアンケートをとって，教室開始前のご家族の思いや悩みを調べました。それによると，皆さんに共通していた思いや悩みの主なものは，次のようでした。

「一緒にいると楽しくなくて疲れる」「あの子は自分自身をコントロールできないので，一緒にやっていくのが難しい」「物わかりが悪く親の言うことを聞いてくれない」「親に面倒を見てもらって当然と考えていて，感謝してくれない」の4つです。

四六時中，患者さんと一緒にいるご家族は大変だろうと思います。しかし，多くのご家族は，患者さんのマイナス面ばかりが目についていて，患者さんのよいところは見えていないのではないかと思われます。

一般的に言いますと，他者の心を受けとめようとする時に大事な態度は，受容と共感です。受容とは，無条件の愛で心を受けとめることを言い，共感とは，相手の立場に立った心の理解を言います。そうしますと，先ほどの4つのご家族の悩みはどのように

考えられるのでしょうか？

皆さん，少し考えてみてください。

私の考えを述べるのはひとまず控えまして，その代わりに，家族教室に参加したある両親の言葉を紹介したいと思います。

その母親は，「もう12年間になりますが，日々悪戦苦闘しながら今日まで来てしまいました。教室に出て，患者である娘がよくならなければいけないというのではなく，諦めというか，娘のありのままを受け入れなければならないと思うようになりました。人から言われたのではなく，ここに来てようやく，そう思えるようになりました。今まで娘に対するいろんな不満を言ってきましたが，自分に都合のよい考えばかりだったと思います。ここで勉強して，長い道のりを越えてやっと病気を受け入れ，娘に寄り添って生きて行くことが一番大切だと思うようになりました」と発言されました。また，その父親は，「教室に参加して，ぼやっとですがわかってきたように思います。自分が楽になれば娘も楽になるんじゃないかと思います」と発言されました。

読者の皆さんは，この両親の言葉をどのように受けとめるでしょうか？

この母親の態度の変化は，医学的には「以前は EE が高かった（high EE）が，今は低くなっている（low EE）」と表現できますし，父親の態度も「low EE になっている」と言えます。

EE（Expressed Emotion）とは，患者さんに対するご家族の感情表出のことです（表3）。ご家族が患者さんに対し批判的であったり，敵意を持ったり，感情的に巻き込まれすぎたり（患者

表3. EEとは

・EE は，Expressed Emotion（感情表出）のことで，家族が患者に向けて表す気持ちや態度のこと。
・EE の構成要素には，①批判，②敵意，③感情的巻き込まれ，④暖かみ，⑤肯定的言辞の5つがある。

さんの言うなりで，患者さんにべったりという状態など），患者さんを褒めることがなかったり，冷たい雰囲気の家庭であったりすると"EE が高い"（high EE）と言います。

これとは逆のパターンを"EE が低い"（low EE）と言います。つまり，患者さんに批判的ではなく，突き放すことや感情的に巻き込まれすぎることがなく，いつも同じ距離から患者さんをサポートし褒め，暖かな雰囲気の家庭を維持している家族が，low EE 家族です。

High EE 家族と暮らしている患者さんは，からだの病気でも心の病気でも同様に，病状が安定せず再発・再燃が多いことがわかっています[13,17,19]。このご両親のように患者さんに対する思考の転換や態度・視点の変化がありますと，患者さんはご家族を信頼し，安心してうまくコミュニケーションし相談できるようになります。その結果，患者さんは病状が落ち着き，回復へと向かう前向きの努力をするようになるでしょう。そうなれば，先ほどご紹介したご家族の大きな悩みは消え去るか，小さなものになるだろうと思います。

これが私の考えです。いかがでしょうか？

3.「読む家族教室」での家族の仲間のご意見を紹介しましょう

　家族教室に参加することの意義は，病気について知ることにありますが，同じ病気の患者さんを持った他の家族と触れ合えることにもあるのです。しかし，この「読む家族教室」では，実際の家族は読者のあなた1人ですから，あなたのために紙上での家族の仲間を作っておきたいと思います。そのために，私がこれまでの家族心理教育で出会ったご家族のうちから33人の皆さんに登場していただいて，教室でのさまざまな思いを伝える言葉をご紹介したいと思います。

　この33人といつも一緒に「読む家族教室」に参加しているのだと思ってください。

　この先，本書をお読みになりながら，「他の家族はこんな時にはどう思うのだろうか」などと意見を知りたくなったら，いつもこの項に戻って読み直してみるとよいと思います。

　33人のうち，AさんからFFさんまで31人のご家族の言葉を「ご家族の孤独と悩み」「教室で学んだ患者さんとの付き合い方」「教室に参加して得た喜びと満足」「教室に参加して思うこと」の4つの項目に分けて紹介しましょう。残りの2人（GGさん，HHさん）については，この項の最後にご紹介します。

　それらのご家族の言葉を聞いての私の答えも，それぞれのご意見に添えてありますので，あわせて読んでください。ご家族と私

のやり取りから，実際の家族教室での臨場感も味わっていただけるだろうと思います。

(1)ご家族の孤独と悩み

Aさんの発言「1日中一緒にいるので疲れてしまいます」

　　私の答え「無理もないことです。いつも一緒では，ご家族も患者さんも大変です。ご家族自身の時間を持つことが大事です。私の人生を子どもに捧げますという態度はだめです。これでは，患者さんと適切な距離がとれていることになりませんね。患者さんに干渉しすぎないように，患者さんを理解しながらも振り回されないように，ということが大事です。患者さんにも家庭での役割を持ってもらったり，デイケア・作業所を利用するための外出を促したりするのもよい方法です。ご家族の人生も大事にしましょう」

　　　　　　　　　　　　　　*

Bさんの発言「先生は，家族の在り方が大事だと言われていますが，こちらもストレスがたまってくると，子どもにワーッと言ってしまうことがあります。家族だっていつも穏やかにしてはいられないと思うのですが，どうすればよいのでしょうか？」

Cさんの発言「家族の役割の資料は役立つ部分が多く，夫婦で読みました。Low EE になるようにしたいと思います。

でも、なかなか冷静になれずに感情的になってしまいます。コミュニケーションの難しさを感じます」

Dさんの発言「Low EE が大切だということがわかりました。しかし、現実問題としては、low EE は難しいと思います。家族も会社のことや本人のことで、心穏やかでない時もあります。そういう時は、本人にきつくあたってしまうこともあります。どういう心構えを持てばいいのでしょうか？　家族が自分で自分のことをコントロールする方法があるのでしょうか？」

私の答え「ご家族もカーッとなることがあるかもしれません。しかし、患者さんに対するご家族の態度として low EE が大切であることを理解できていれば、基本的には、患者さんに対してとんでもない発言をしてしまうような事態にはならないと思います。そして、患者さんに対して発言する時は、カーッとなっても、その都度、一拍置くようにして、"深呼吸してから話そう、なるべくゆっくりと低い声で話そう"と心がけるとよいと思います。そうすると、落ち着いてよく考えて話せますので、low EE の大切さを確認しながら話す態度に戻れます。一般的に、興奮して話したり大声で話したりすると、うまく言葉を選んでしゃべれませんし、本当の意思や気持ちを伝えられません。興奮しては、愛は伝わりません」

＊

Eさんの発言「うちの子は病識がまったくないのでうまくいきません。自分の病気を理解させるには，どうすればよいのでしょうか」

　私の答え「患者さんが病気を理解するのは，なかなか難しいですね。患者さんに病気を理解してもらうのに一番よいのは，同じ統合失調症の患者さんが病識を持って治療を続けながら社会参加している姿をビデオなどで見て，その人の話を聞くという方法です。しかも，患者の仲間と一緒に見て，他の人も同じ印象を持ったことを確認できるとさらによいです。そうすると患者さんは"自分はあの人と似ている。自分も統合失調症かもしれない。でも，あの人のように回復できる"と，情動的に説得されます。つまり，頭（理性）を介してではなく心（感情）を介して納得できるのです。この方法が，病識を持ってもらうのには非常に効果的です。実は，私が行っている患者心理教育の『幻聴君と妄想さんを語る会』[17]では，ビデオを皆で見ることによって，そのような体験をしてもらっているのです。私の患者心理教育に参加して病識を獲得した患者さんたちの再入院が少ないことは，データ的に証明されています」

(2)教室で学んだ患者さんとの付き合い方

Fさんの発言「患者のあるがままを受け入れることが大事なのですね」

　私の答え「そうです。今の患者さんをそのまま受け入れる，受容するのですね。無条件に受け入れるのですから，患者さんのあるがままを受け入れるということになります。ここが足りないとか，これではだめだとか，こうあるべきだとかではなく，患者さんの今を理解し，今できていることを褒めながら，患者さんの相談に乗り，励ましていくようにするとよいでしょう。"まだこんなふうでは困る，早くよくならなければだめだ，そんなことを言っていてはだめだ"ではなく，十分に患者さんの話を聞いて，その時々の患者さんの心（感情）を理解し，褒め，次の日につながる建設的な話ができるとよいですね。決して，患者さんの今を非難したり，叱ったり，突き放したりしないようにしましょう。そうしますと，ご家族の態度としては，嘆かない，焦らない，諦めない，待ちの姿勢，ということになりますね」

*

Gさんの発言「聞こうとする態度が大事ですね」
Hさんの発言「自分が忙しくても，聞いてやることに徹することですね」

第3章　家族の仲間の話を聞きましょう　43

　私の答え「そうですね。患者さんと接する時は，ウン，ウン，ナルホドと聴く態度が基本ですね。幻聴や妄想の話が多いのでしょうが，それらを否定してはいけませんし，肯定してもいけませんから，聴くしかありません。十分に聴いていると，その時の患者さんの心が理解できると思います。それが大事です」

＊

Ｉさんの発言「心配なので頻繁に子ども部屋の様子を覗いているのですが，今日の話を聞いて，なるようにしかならなくて，時を待つしかないのかなあと思いました」
　私の答え「患者さんとは，いつもほどよい距離をとっていることが必要です。あまり監視するように近づきすぎない方がよいですね。かといって，知らん顔でもいけませんね。いつも同じ距離から患者さんをサポートして，医師とうまく相談しながら，患者さんがよくなるのを待つようにするとよいでしょう」

＊

Ｊさんの発言「本人が薬を飲みたくないと言っても，親が説得して飲ませる関係ができつつあります。進歩したと思います」
　私の答え「十分話してわかってもらって，薬を飲み続けられるようになるとよいですね。そのうちに，患者さん

自ら進んで薬を飲めるようになるでしょう。統合失調症では，**服薬アドヒアランス**[19]（☞18）と言って，患者さんが病からの回復のために，主体的に薬を飲むようになることが大切です」

*

Kさんの発言「患者に妄想などが出てきた時に，家族として落ち着いて，患者に"休もうか"と声をかけられるようになりました。無理強いせずに，本人の意志に合わせるようにして対応していきます」

私の答え「非常によい対応の仕方だと思います。そのような姿勢を続けられるとよいと思います。妄想というのは，周りの者が『その考えはおかしいでしょ』と否定しても本人は訂正できませんので，患者さんの話をよく聴いてあげた後で，とりあえず小休止を勧めることができるとよいでしょう」

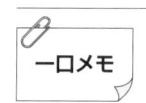

*

一口メモ

☞18 **服薬アドヒアランス**：患者さんが病識や病感を持ち，主体的に服薬すること。患者さんが，病から回復するために服薬が必要であることを理解していることがポイントとなる。

Lさんの発言「私は"息子を何とかしたい"という思いがいつも強かったのですが，"焦ってはいけないんだ"と今日わかりました」

Mさんの発言「焦ってはだめだと，自分に言い聞かせています」

Nさんの発言「少しずつ少しずつ，社会復帰できていくのですね。本人は，毎日少しずつ外出がうまくできるようになっていくことが嬉しいのか，いろんな話をしてくれます。親が変わらないといけないですね」

　私の答え「ご家族としては，患者さんに対して"何とかしなさい"とか，患者さんを"何とかしたい"ではなく，焦らず一歩一歩，患者さんが変わっていくのを待つという姿勢が大事です。High EE のご家族であるなら，low EE に変われるとよいです[23]」

*

Oさんの発言「教室で勉強して，少し接し方が変わりました」

Pさんの発言「教室で勉強をして，新たな出発をしたいと考えています」

　私の答え「いつから始めても遅くはありませんので，ぜひ，家族教室で勉強していただいて，患者さんに適した新たな家族関係ができるようにしてください」

(3) 教室に参加して得た喜びと満足

Qさんの発言「主人がやっと家族教室に出てくれて，娘との関わ

り方を考えてくれるようになりました。以前，娘は私たち両親を受けつけませんでしたが，ここに私たちが参加していることを喜んでくれていて，娘と私たちとの関係が変わりました」

私の答え「家族教室では，家族の1人が参加し変わり始めると，家族全員が変わるということがよくあります。そうなれば，家庭が変わるということになりますので，患者さんのストレスは減ります。すると患者さんは楽になって，病状が改善します」

*

Rさんの発言「家族教室に出て，患者本人の気持ちがわかるようになったのがよかったと思います」

私の答え「家族教室に出てもらうと，専門家の話が聞けるうえに，いろんなご家族のお話を通していろんな患者さんの姿がわかりますので，お子さんの病気についての理解がうまくできるようになると思います」

*

Sさんの発言「うちの子は3年前入院していました。暴れて医療保護入院となりましたが，入院当時，家族教室の先輩であるお母さんに『大丈夫，落ち着いてくるから』と言われたのが，本当に嬉しかったです。今は小さなことにも幸せを感じ，1日が終わる時に感謝

できる心境になれています」

私の答え「患者さんが入院すると，ご家族は悲しみ，当惑し，不安のかたまりになると思います。そのような時に参加された家族教室で，経験のあるご家族に助言を受けられたのはよかったですね。今は，ご家族も病気の理解ができていて，患者さんをうまく支えておられるのだろうと思います。小さな幸せを感じられるというのは，素晴らしいことですね。そのようにご家族が変わられたのは，患者さんの病状がよくなっていることも要因としてはあるでしょうが，ご家族の病気に対する考え方，患者さんへの対応の仕方が変わったことが，大きく影響しているのだろうと思います」

*

Tさんの発言「私は息子が他の病気ではないかとか，怠けているだけではないかと思う気持ちと，病気だと思う気持ちとの間で揺れ動いていました。この病院に来てはじめて，家族も勉強しなさいと言われました。家族も勉強して，統一した対応ができるようになりたいです」

私の答え「ご家族みんなが病気の勉強をして知識を深めて，対応の仕方を学ぶことは大事なことですね。さらに，病気をもった患者さんの立場に立った病気の理解が

できるようになると，鬼に金棒ですね」

＊

Uさんの発言「まだまだ統合失調症について勉強して知りたいと思います。他の患者さんの話を聞くと，統合失調症って幅が広いなあと思いました。ご家族の皆さんはいろいろ悩みをお持ちですけど，話すとスッキリしますよね」

私の答え「やはり，話すことが大事ですね。話し出すと，自分でもうまくつかんでいなかった自分の心について理解できたり，人とより一層わかり合えたりするものです。皆さん，せっかく家族教室にいらっしゃったのだから，十分にしゃべってお帰りになってください」

＊

Vさんの発言「自分の育て方が悪いと思っていましたが，家族教室に出て，そうではないとわかりました。この病院で希望を持ちました」

私の答え「統合失調症は，脳というからだの器官の病気です。育て方が悪かったとか，親に責任があるということはありません。昔は，「統合失調症を作る母親」，すなわち母親が悪くて統合失調症になったと言われていたことがありましたが，この考えは間違いだと否

定されています。ただ，ご家族の在り方は，患者さんの回復に影響します。患者さんの回復のために，責任を持って家庭作りができるとよいですね。患者さんにとって適切な家庭環境になるように，気を配るようにしましょう」

*

Wさんの発言「子どもが入院した時は泣き崩れていましたが，家族教室に参加して，私も救われました」

私の答え「家族教室は勉強する場ですが，ご家族同士が情報交換していただく場でもありますので，どうぞ，ご家族の心の荷を下ろしていただいて，同時に心のエネルギーをためてください」

*

Xさんの発言「同じような症状の患者さんの話を聞いて，対策を立てることができるので嬉しいです」

私の答え「他のご家族の話を聞くことは，大変参考になると思います。統合失調症には，幻聴・妄想の陽性症状が強いタイプ，引きこもり・意欲低下の陰性症状が強いタイプ，ひどく興奮したり無言状態になったりするタイプ，あまり症状がないタイプなど，いろいろなタイプがありますので，たくさんの方々のお話を聞かれるとよいと思います。根本的なご家族の態

　　　　　　　　度はどのタイプでも同じですので，すべての方々の
　　　　　　　　お話が参考になると思います」

　　　　　　　　　　　　　　　＊

Yさんの発言「この会に来た甲斐がありました。私が落ち着いた
　　　　　　ので，あの子も落ち着くんじゃないですかね」
　私の答え「まず，ご家族が家族教室で病気について知り，病
　　　　　　からの回復の見通しがわかることによって，焦らず
　　　　　　うまく開き直れることが必要です。そして，ご家族
　　　　　　が患者さんとうまく付き合えるようになれば，患者
　　　　　　さんも安心して，落ち着いて病気に立ち向かえるよ
　　　　　　うになります」

　　　　　　　　　　　　　　　＊

Zさんの発言「皆さんの話を聞いて勉強になるし，子どもとの接
　　　　　　し方を考えるようになりました。親の仲間ができて
　　　　　　電話で話しています」
　私の答え「ご家族も"家族の仲間"を大事にしてください。
　　　　　　ご家族同士が話し合うことによって，ご家族自身が
　　　　　　救われます。ご家族が救われると患者さんも救われ
　　　　　　ます」

(4)教室に参加して思うこと

AAさんの発言「私たち両親がそろって家族教室に参加したこと

　　　　で，娘との関係がよくなりました。もっと早くこのような教室に参加していたらと悔やまれます。自分たちを責めることはないと先生は言われますが，どうして今まで病気の勉強をしてこなかったのかと自責の念に駆られてしまいます」

私の答え「今，家族教室に参加していることを大事にしてください。思い立つ日が吉日ですから，今から頑張っていこうとすればよいのです。今までもご家族なりに頑張って来られたのでしょうから，何もご自分を責めることはありません」

　　　　　　　　　　　＊

BBさんの発言「子どもが薬を拒否した時に，私たち家族に薬に対しての理解がなかったので，そのままにしていました。それがいけませんでした。このような教室に出て，薬のことをよく理解していたら，本人に薬の必要性を説明し再発を防げたと思います。薬は大切だし，家族も薬の必要性を理解することが大切ですね」

私の答え「ご家族も，患者さんがどんな薬を飲んでいるのか，その薬はどのような作用と副作用があるのかなどを知っておくことが大切です。そうすると，患者さんの訴えをよく理解できますし，必要な時には患者さんと一緒に主治医の先生とうまく相談できると思い

ます」

*

CCさんの発言「教室に参加してみて，家族内でコミュニケーション不足であったと感じました」

 私の答え「患者さんに限らず，ご家族もコミュニケーションがあまり得意でないということがあります。ご家族と患者さんが，何気ないコミュニケーションをうまくできると，大事な相談もうまくできるようになると思います」

*

DDさんの発言「うちの子は20歳を少し過ぎたころに病気になりました。10年間くらいは通院していましたが，悪くなって他の病院に入院しました。ただ，その時は本人からの退院希望が強く，主治医の先生が折れるかたちで退院となってしまいました。今も入院しているのですが，本人に病識はなく，私が先生に頼んで退院させないようにしているのではないかという不信感があるようです。私から見ると，入院するたびにひどくなっているような気がします。通院中でも薬をもらわずに帰って来るということがあり，私が取りに行っていました。薬を飲んでいるかどうかの確認までは，できていませんでした。当時，私

も仕事で忙しくて，病気のことを学ぶことができませんでしたので，薬を飲まないとひどくなる病気だとはわからなかったのです。このような教室にもっと早く出ておくべきだったと思います。いまさらと思うこともありますが，教室で勉強していきたいと思っています」

私の答え「いつでも勉強するのに遅すぎるということはありません。今からでも大丈夫です。再入院するたびに病状が重くなるのは，そのとおりです。今回の入院中にぜひ病識を持ってもらってから，退院して欲しいと思います。病識を持つためには，患者さんも患者心理教育に参加する必要があります」

*

FFさんの発言「今までは，早く治るようにと，病院や薬のことを子どもに押し付けていたのかもしれません。親の自分の方も反省が必要だと思いました。自分が焦っていたのかもしれないと思いました」

私の答え「そうですね。ご家族が思考の転換ができ，余裕を持てるようになって，患者さんにとって楽な家族関係に変わるとよいですね」

　以上が代表的なご家族の発言です。これらと似た発言は，他の参加家族からも数多く聞かれました。

最後に，私がいつも家族教室の効果を説明する時にご披露させていただいている2人のご家族（GGさん，HHさん）の言葉をご紹介します。

「この家族教室に参加することによって，病気について回り道をせず学習できました。また，同じ悩みを抱えている方々が他にもいることがわかったことで，精神的に救われました。発病後の家族の役割については理解できましたが，個別にはどう接してよいのかと悩むことはまだあります。でも，大げさかもしれませんが，絶望のどん底のような心理状態でしたので，こちらでいろいろとご指導いただきましたことに心から感謝いたします」

「おろおろしていて，どのように息子と接したらよいかわからず，また，私の心が不安で先が見えず失望していた時，この家族教室を紹介してもらって参加させていただき，統合失調症治療の全体を見通すことができるようになりました。今は，患者である息子といる時間を大切に過ごしていきたいと思っております。ありがとうございました」

第4章

さあ，あなたも「読む家族教室」に参加しましょう

1.「読む家族教室」について説明します

　私は，病院では8回1クールで家族教室を行っていますが，この「読む家族教室」では8回の内容を5つのテーマにまとめました。ですから，「読む家族教室」は5回から成っています。

　難しいと思われるところは読み飛ばしていただいても大丈夫です。家族教室では知識を得ることも大事ですが，それよりもご家族にホッとしていただくことがもっとも大事なことですので，難しいところは，一通り読まれた後で，少しずつゆっくり読み直してもらえれば結構です。

　通常，精神科病院で行っている家族教室には毎回10人〜20人程度の参加者がいて，一緒に勉強しています。勉強するにもホッとするにも，「1人ではなく，集団で一緒に」というところを家族教室では大事にしています。ところが，この「読む家族教室」では参加者はあなた1人です。

　でも，大丈夫です。あなたには先ほどご紹介した33人の家族

の仲間がいますから。「読む家族教室」の途中で，他の家族はどう考え，どう思うのだろうと気になり不安になった時には，その都度，第3章でご紹介したご家族の発言を思い出しながらお読みになるとよいでしょう。そうすれば，参加者はあなた1人だけではなくなります。

　それに，あなたは，もうここまで読んできていますので，この「読む家族教室」の内容は初めて聞くことではなく，復習のようなもので，わかりやすいと思います。

　では，5回のテーマをお知らせします。次のようになっています。

　　　第1回　統合失調症ってどんな病気？
　　　第2回　どんな治療法が有効なの？
　　　第3回　家族の苦悩と役割について
　　　第4回　統合失調症からの回復とは？
　　　第5回　患者と家族の精神の絆

　リラックスしてお読みになってください。

2. さあ，始めましょう

第1回　統合失調症ってどんな病気？

(1) 統合失調症は脳の病気です

　統合失調症治療では，とりわけ「統合失調症」という病名の理解が大事です。「統合」は心や行動をまとめることで，「失調」とは調子を崩しているということです。「症」は状態のことで，「今は病んでいる状態だが，回復できるよ」ということです[19,23]。

　つまり，統合失調症は，「心や行動をまとめることが，今はうまくできていない状態」で「回復できる」病気であるということになります。

　患者さんもご家族も，このように統合失調症という病名を正しく理解することが大切です。病名の意味しているところをうまく理解できたら，大多数の人が，統合失調症はとんでもない病気だとは思わなくなるだろうと思います。むしろ，よい病名ですよね。

　さて，統合失調症の病気の本質は何でしょうか？　その原因は何でしょうか？

　統合失調症は，決して心の葛藤（かっとう）などの心理的な問題が原因で生じる病気ではありませんし，ご家族の育て方が悪かったから統合失調症になるのでもありません。

　統合失調症は脳の病気です。

統合失調症では，主に大脳の前頭葉や側頭葉・大脳辺縁系の機能異常によって，いろいろな症状が出てくるのです。

(2)統合失調症での脳機能異常について

脳は，からだの中と外から入ってくる情報を処理し，行動を制御して，人の生命を守っています。この情報処理は，脳の中の**神経細胞のネットワーク**（☞19）で行われますが，神経細胞間の信号伝達は**神経伝達物質**（☞20）という化学物質を介して行われています。脳内の神経伝達物質はたくさんありますが，統合失調症に深い関係のあるのはドーパミンです。ドーパミンと症状との関係は次のようです。

統合失調症を発症する人は，前頭葉ではドーパミン機能が低下し，大脳辺縁系ではドーパミン機能が高くなっています[7,23]。これらの脳内ドーパミン機能の変化によって，統合失調症の症状が出ます。これが，**統合失調症の発症**（☞21）に関するドーパミン

一口メモ

☞19 **神経細胞のネットワーク**：たくさんの神経細胞が，神経線維（軸索とも言います。信号を送る手で，1本あります）と樹状突起（信号を受け取る手で，多数あります）という手足を伸ばして作っている蜘蛛の巣のようなつながり。

☞20 **神経伝達物質**：神経細胞間の情報伝達を担っている化学物質。ドーパミン，アセチルコリン，ノルアドレナリン，セロトニン，サブスタンスPなどがある。

仮説での説明です。前頭葉でのドーパミン機能の低下によって陰性症状である引きこもりや意欲低下が現れ，大脳辺縁系でのドーパミン機能の亢進によって陽性症状である幻聴や妄想が現れます。特に，ドーパミン機能の低下などによって現れる**前頭葉の機能障害**（☞22）では，認知機能障害（注意・記憶・判断・計画性などの機能低下）が出てきます[10]。

治療としては，ドーパミン神経系の機能回復に効果がある薬を飲むことになります。ここで知っておいていただきたいことは，脳内ドーパミン神経系が効果を及ぼす部位（ドーパミン神経の末端部があり，そこから放出されるドーパミンによって機能が調節される部位）が，前頭葉と大脳辺縁系以外に2つあるということです。その2つとは，線条体と脳下垂体です。したがって，ドーパミン神経系に影響する薬を飲めば，前頭葉と大脳辺縁系以外の線条体と脳下垂体にも同時に薬が効いてしまいます。その結果，前2者に効くと作用（陽性症状・陰性症状・認知機能障害の改善）が期待されますが，後2者に効くと副作用（**錐体外路症状**（☞23）と**高プロラクチン血症**（☞24））だけが出てくることになり

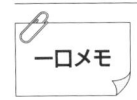

> 一口メモ

☞21 **統合失調症の発症**：ドーパミン仮説，グルタミン酸仮説，神経発達障害仮説など[7]がある。

☞22 **前頭葉の機能障害**：ドーパミン系のみならずグルタミン酸系やノルアドレナリン系の機能低下が関係していると考えられている。

ます（薬については，第2回の治療のところで詳しくお話しします）[10]。したがって，統合失調症に関連したドーパミン神経系の機能異常の回復を効果的に図るのは，なかなか難しいことだと言えます。

(3) 統合失調症の原因と発症

統合失調症の原因は不明ですが，遺伝的因子，脳の機能的・器質的変化，環境因子など，いくつかの要因が発症に関係していると考えられています。

統合失調症は，遺伝的要素を反映した脆弱性（ぜいじゃくせい）（心のもろさ，病気になりやすさ）に関係した病気です。しかし，遺伝子がまったく同じ一卵性双生児の場合で調べましても，2人ともが統合失調症になる割合は約50％程度です[7]。ですから，遺伝子がすべてを決定しているとは言えません。遺伝については，あまり考えすぎないようにしましょう。

現在は，統合失調症の発症について，**ストレス脆弱性モデル**

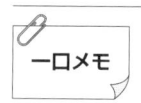

一口メモ

☞23 **錐体外路症状**：アカシジア，パーキンソン症状，ジストニア，ジスキネジアがある。多いのは，ソワソワするアカシジアと，よだれやふるえなどのパーキンソン症状である。

☞24 **高プロラクチン血症**：プロラクチンは下垂体から出るホルモンで，高プロラクチン血症は，そのプロラクチンが血液中に増えている状態。乳汁分泌，無月経などが見られる。

(☞25) で理解することが一般的です[10]。すなわち、生来の病気になりやすさがあるところへ、環境因子の過大なストレスが加わると、統合失調症を発症するということです。ここで間違えないでいただきたいことは、環境因子とは人の自立における環境の変化や、人生でのライフイベント（☞26）の影響などのことで、家庭環境を指しているわけではありません。つまり、統合失調症の発症にご家族の責任や育て方の問題があると言っているのではないということです。

(4)統合失調症のタイプについて

統合失調症は単一の病気ではなく、いくつかの病型（タイプ）があります。それは、破瓜型、緊張型、妄想型などです。破瓜型（解体型）は会話がまとまらず意欲低下や孤立が目立つタイプで、緊張型は興奮と無言状態を繰り返すタイプ、妄想型は幻聴と妄想が主で、もっとも多い統合失調症のタイプです。

一口メモ

☞25 **ストレス脆弱性モデル**：もともと病気になりやすいもろさである脆弱性がある人に、過大なストレス（環境因子）が加わると、統合失調症を発症するという考え。

☞26 **ライフイベント**：入学、就職、結婚などの、人生での大きな区切りとなる出来事。

(5)統合失調症の発症時期と頻度

統合失調症は思春期から青年期にかけて発症することが多く、たいていは40歳までに発症します。40歳以降に発症する場合もありますが、この場合は特に晩発性統合失調症という名前になります。

発症の頻度としては、100人に1人ぐらいの割合で見られる決してまれではない病気です。むしろ多い病気だと言ってもよいと思います。

(6)統合失調症の経過

統合失調症の経過は、前兆期、急性期、休息期、回復期の4期に分けられます。

前兆期では、不安・いらいら・不眠・引きこもりなどの**非特異的な症状**（☞27）だけの場合が多く、統合失調症の診断が困難なことが少なくありません。これが、統合失調症の早期発見・早期治療を阻害している1つの原因でもあります。

急性期には、統合失調症に特有な幻聴（げんちょう）・妄想（もうそう）・興奮などの陽性症状が見られます。多くのご家族はここで病気に気づくことが多いようです。

一口メモ

☞27 **非特異的な症状**：統合失調症だけに見られるのではなく、どんな心の病気にもよく見られる症状。

休息期では意欲低下などの陰性症状が見られます。

統合失調症では「回転ドア現象」と言われるほど再発が多く，再発するたびに回復に必要な薬も増え，治療に要する時間も長くなり，回復は難しくなりがちです。

しかし，最近では統合失調症は軽症化していると考えられていますから，昔のように周囲と交流せず無関心となり，意欲も低下し無感情となってしまうような，重症な経過をたどる患者さんはいないと言ってよいぐらいです。そして，薬物療法と心理社会療法を組み合わせれば，統合失調症の患者さんの過半数が，社会生活を問題なくできるほど回復すると考えられています。

もう1つ，ご家族による病気の理解と患者さんへのサポートがあれば，患者さんはいっそう回復へと向かいやすくなります。

(7) 統合失調症の症状

ここで，統合失調症の代表的な症状についての説明をしましょう。

①幻聴と妄想

幻聴は，幻覚の1つです。幻聴には，そばに誰もいないのに聞こえてくる声，人とすれちがいざまに聞こえる声，他の音に乗って聞こえてくる声，返事をすると対話になってしまう声などのいろいろなタイプの声（幻声）や，単純な音（要素性幻聴）などがあります。しかし，これらは患者さんの脳の中（内的世界）だけの声と音であって，当然，現実世界では存在しないものです。

患者さんはそのような声を（実は自分の考えや思いなのです

が),他者が言ってきたことと捉えてしまいます。そのような状況では,患者さんは幻聴に振り回され,幻聴に悩まされてしまいます。そして,幻聴と闘ってしまっては,疲れています。そうならないためには,幻聴を聞き流し,幻聴から注意を逸らし,他の何かに注意を集中できるようにするとよいのです。それが,幻聴に対する最良の自己防衛の方法です。

こんな患者さんがいました。「聞こえることが自分にとって不利なことだったら,それらはすべて幻聴と判断するとよい」と言ったのです。これは,本当によい方法だと思います。幻聴へのお勧めの対処法です。

幻聴の聞こえ方・頻度・内容は,時間の経過や治療とともに変わります。治療がうまくいくと幻聴の声は小さく,頻度も少なくなり,怖い内容のものが減ったりします。

1日のうちでも幻聴は変わります。たとえば,夕方になると幻聴が強まるという患者さんがいます。

どういうことなのでしょうか？

これは,日中はよい刺激があって,何とか幻聴を紛らすことができても,夜に近づくにつれて刺激が減り,自分の世界に入りがちになるため,幻聴が強まるのだろうと思います。このように,1日のうちでも幻聴は一定ではなく,その強さは変化しています。

一方,妄想は訂正がきかない誤った非現実的考えで,よくあるものとしては被害妄想や関係妄想などがあります。被害妄想は,いじめられる,殺される,監視されている,追われている,毒を入れられている,などの訴えとなります。関係妄想は,まったく

無関係な偶然のできごとを自分に関係づけて考えてしまうわけですから，わざと咳払いをされる，わざと車のドアを大きな音をたてて閉めている，わざと工事をして邪魔している，などの訴えになります。

　妄想の対象（患者さんに関わり，危害を加えると考えられている人物）は，患者さん自身以外のすべての人物になることが多く，悲しいことですが，当然家族もしばしば妄想の対象となります。妄想を作り出してしまうのは，妄想で表現される内容のように考えないと，患者さんの不安・恐怖の理由に説明がつかないからだと思います。

　妄想にはどのように対処したらよいのでしょう？

　患者さんは，妄想を考え始めたら，考えをストップさせましょう。ストップさせることは容易ではなく，苦しいかもしれませんが，妄想し続けることは，もっと苦しいだろうと思います。

　考えをストップさせるためには，患者さんが幻聴や妄想について，これは幻聴，それは妄想と，現実と区別できるようになることが必要です。妄想は患者さんにとって不利なことが多いのでしょうから，嫌なことや怖いことを考え始めたら妄想と決めつけてしまうことが，患者さんのコツでしょう（時には，誇大妄想や恋愛妄想のように嫌ではないこともありますが，そのような時も，振り回されたら疲れるだけですので，妄想と決めつけることが大事です）。そのための大前提となるのは，患者さんが病識を持つことです。

　幻聴や妄想へのご家族の対処は，どのようにしたらよいのでし

ょう？

　ご家族は，否定（否定は刺激です）しても肯定（幻聴や妄想を強化してしまいます）してもいけません。患者さんの話を聴くことです。幻聴や妄想の背景にある感情を受けとめるように，ウン，ウン，ナルホドと聴けるとよいでしょう。そして，患者さんの注意が幻聴や妄想から離れ，他のことへ向かうように対応できるとよいでしょう。患者さんの話を聞く時には，患者さんの横に座り，お茶やジュースを一緒に飲もうかと，さりげなく患者さんに声をかけるとよいでしょう。

②引きこもり

　引きこもりは「自閉(じへい)」とも言って，自分の内的世界に閉じこもることを言いますが，たいていの場合は物理的にも閉じこもってしまうことになります。

　患者さんが引きこもるのは，**発動性**（☞28）や意欲の低下があって外へ出られなかったり，幻聴や妄想にとらわれて身動きが取れず外出するのが怖くなったり，世間体を気にしたりといった，さまざまな理由があるのだろうと思います。引きこもりは患者さんの自己防衛手段の1つですから，無理に外へ引っ張り出してはいけません。患者さんの状態を観察しつつ，声をかけながら，患者さんと相談して，タイミングよく外へ出るためのうまい手段や

　　一口メモ

☞28　**発動性**：意志とは無関係に働く力・エネルギー。

方法を見つけていくようにしましょう。

③興奮と暴力

人は，言葉で心をうまく伝えられないと暴力的になります。興奮して，うまく言葉が出てこないのに強引に意思を伝えようとすれば，暴力になってしまいます。ですからご家族は，いつも患者さんと穏やかにコミュニケーションをとるように心がけていることが必要です。

常日頃からのコミュニケーションは，患者さんの暴力を予防します。コミュニケーションをとる時は，なるべく低い声で，ゆっくりと話すようにしましょう。そうすれば，患者さんも低い声で，ゆっくりと話すようになるので，ご家族とうまく相談できるようになります。

④認知機能障害

患者さんは認知機能障害のために，注意・記憶・判断などがうまく機能しないことがあります。したがって，集中して段取りよく用事を済ませることが困難になり，同時に2つのことを指示されると混乱してしまいます。ですから，1つひとつ具体的に指示してあげて，1つひとつやってもらうようにするとよいでしょう。

それで，「これでいいんだ」と患者さんに思ってもらうようになるとよいでしょう。毎日1つやれれば，それでいいんだと。

⑤硬い表情

硬い表情とは，患者さんが幻聴や妄想に支配され，不安・緊張が高まっていて，注意をうまく周囲に向けて適応することができていない時の表情です。患者さんは，内的世界（自分の心の世

界）に入り込んでしまっています。

このような時は無理に話しかけないで,「大丈夫だよ」という温かな心が伝わるようにだけ接して,患者さんが少し和らぐのを待ちましょう。待ちの姿勢がよいでしょう。

(8)統合失調症の基本症状とは

統合失調症の症状では引きこもりや幻聴や妄想が目立ち,これらは統合失調症が心の病気であるサインとなっています。しかし,症状の中でどれが統合失調症の基本症状かと言いますと,それは認知機能障害です[2,3]。認知機能が障害されると社会機能の低下を引き起こし,自由な社会参加や豊かな人間関係を維持できなくなってしまいます。

表面的に目立つ幻聴や妄想を消そうと薬を多くすると,鎮静や静穏を引き起こす薬の力が強くなって,その分,認知機能は悪化することになります。ですから,治療によって幻聴や妄想を消そうとするならば,幻聴や妄想を直接何とかしようとするのではなく,認知機能を強化向上させるような薬（現在のところ,非定型抗精神病薬）を使用し,幻聴や妄想への対処が行動的にうまくできるようになる訓練（患者心理教育の目的[17,19,23]）を十分にすべきです。

(9)統合失調症の治療

まずは,薬物療法です。

治療には,ドーパミン機能を改善するための薬を用います。認

知機能障害がうまく改善し,陽性症状や陰性症状が改善する薬であることが望ましいのです。

ここで大事なことは,ドーパミン機能異常が存在するのはわかっていても,その原因はまだわかっていないということです。ですから**根治薬**（☞29）はないということですし,すべての統合失調症治療薬（抗精神病薬）は**対症療法の薬**（☞30）にすぎないということです。

現在は,ドーパミン機能異常を改善する抗精神病薬を服用することが薬物療法の中心となっていますが,同時に,気分安定薬や抗不安薬や睡眠薬を補助薬として組み合わせて服用してもらうことが多いです（詳しくは第2回でお話しします）。しかし,どのように工夫しても薬物療法だけでは不十分ですから,薬物療法に心理社会療法を組み合わせることが適切な治療法となります。

心理社会療法によって患者さんが病識を獲得し,ご家族のサポートにより病識を維持し,症状への対処をうまく行っていくことが,統合失調症治療では大事なことです（詳しくは第2回でお話しします）。

病識については,**統合失調症に対する偏見**（☞31）も影響して

一口メモ

☞29 **根治薬**：病気をすっかり治せる薬。

☞30 **対症療法の薬**：病気の原因はともかくとして,症状を軽減するための薬。

いるのだろうと思いますが，統合失調症の患者さんは病状を否認することが多く，病識を持てないと言われていました。しかし，私はそうは思わないのです。患者さんが病識を持つことが治療上のもっとも基本になると思いますし，患者さんは病識を持てると思います。

統合失調症について，おわかりいただけたでしょうか？

第2回 どんな治療法が有効なの？

(1)統合失調症治療にはチーム医療が有効です

統合失調症は，脳というからだの器官の病気ですから，基本的には脳に効く薬を飲んで治療するということになります。ですから，やはり薬物療法が基本です。脳内ドーパミン神経系に作用す

一口メモ

☞31 **統合失調症に対する偏見**：患者さん，ご家族，医療者を含めたすべての人が持っているかたよった見方。統合失調症のことを次のような病気だと思ってしまっている場合がある。悲惨な病気，不治の病，家族の中にいては困る病気，隔離収容すべき病気，人に知られたくない病気，近づきがたい病気，理解不能の恐ろしい病気など。いわゆる狂気であると蔑視する態度でもある。

る薬が有効ですが、原因が不明ですから、根治薬はありません。したがって、薬物療法だけでは適切な治療にはなりません。

それを補うのが心理社会療法です。

心理社会療法には、患者さんとご家族のための心理教育や社会生活技能訓練（SST）などがあります。医師以外のコメディカルによる作業療法（OT）やデイケア・作業所などの利用も大事な治療法になります。

つまり、統合失調症の治療は、チーム医療で行うと効果的ということです。患者さんとご家族も、その医療チームの一員です。統合失調症のチーム医療は、統合失調症という病気を中心に置いて、医師・看護師・薬剤師・精神科ソーシャルワーカー・作業療法士などのスタッフと、患者さん・ご家族が入ったチームで行うものです。

「患者さんとご家族もチームに入っている」ということが、大切なところです。

(2)薬物療法

この項には、少し難しいところがあります。難しいところは読み飛ばしてください。ただし、**太字のところ**だけはしっかり読んでください。

わが国では、1955年からクロルプロマジンやハロペリドールに代表される抗精神病薬による統合失調症の薬物療法が始まっています[17]。この薬は、神経伝達物質のドーパミンが結合する神経細胞膜の表面にある D_2 **受容体**（☞32）を遮断することで、**大脳**

辺縁系（☞2）でのドーパミンの過剰活性を低下させ，幻聴や妄想などの陽性症状を軽減させるというものでした。ドーパミン拮抗薬（DA）と呼ばれています。

この薬では，D_2受容体を強力に遮断してしまいますので，副作用の錐体外路症状（手のふるえ，よだれなどの**パーキンソン症状**（☞33）や，筋緊張，運動の異常があります）が出やすいうえに，陰性症状や認知機能障害の改善はできませんでした。

このような強力なドーパミン拮抗薬は，治療薬としてはよくないということになります。統合失調症治療薬は，脳内ドーパミン神経系の機能異常を改善し正常化する薬であるべきで，100％近くD_2受容体を遮断しては，脳に必要なドーパミン機能がまったくなくなってしまいます。これでは，脳機能は正常化しません。

1996年にセロトニン－ドーパミン拮抗薬（SDA）である抗精神病薬のリスペリドンが使用できるようになってから，統合失調症の薬物療法は一変しました[17]。

一口メモ

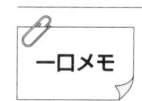

☞32 **D_2受容体**：神経細胞膜の表面にあり，神経伝達物質のドーパミンが結合する部位であるD受容体（5種類ある）の1つ。400個以上のアミノ酸から成る蛋白質で，膜を7回貫通する構造を持っている。抗精神病薬が作用する部位である。

☞33 **パーキンソン症状**：ドーパミンを含んだ神経細胞がなくなることで生じる脳の病気がパーキンソン病で，その症状と同じなのでこう呼ばれる。

そこで，1996年以前から使われている薬を定型抗精神病薬（第1世代抗精神病薬とも言う。ハロペリドール，クロルプロマジンなどの薬）と言い，1996年以後に使われるようになった薬を**非定型抗精神病薬**（☞34）（第2世代抗精神病薬とも言う。リスペリドン，オランザピン，クエチアピン，ペロスピロン，アリピプラゾール，ブロナンセリン，クロザピンの7種の薬）と言います。

非定型抗精神病薬の統合失調症治療での薬効が期待できる薬用量では，60〜70%のD_2受容体しか遮断しないことなどから，副作用の錐体外路症状は出にくいのです（アリピプラゾールは30%ドーパミンとして作用する薬ですので，言い換えれば70% D_2拮抗薬と同じです。D_2受容体の80%以上が薬により遮断された時に，副作用の錐体外路症状が出現します）[17,19,23]。

非定型抗精神病薬の特徴は，大脳辺縁系での陽性症状の改善だけでなく，前頭葉（☞2）**での陰性症状や認知機能障害の改善が**

一口メモ

☞34 **非定型抗精神病薬**：非定型抗精神病薬とひとくくりにしているが，リスペリドンとペロスピロンがSDA，オランザピンとクエチアピンとクロザピンがMARTA（多元作用型受容体標的化抗精神病薬），アリピプラゾールがDSS（ドーパミン神経系安定化薬），ブロナンセリンがDSA（ドーパミン－セロトニン拮抗薬）と呼ばれている。また，リスペリドン，オランザピン，クエチアピン，ペロスピロン，ブロナンセリン，クロザピンの6つがドーパミン拮抗薬（アンタゴニスト）であるのに対し，アリピプラゾールはドーパミン部分作動薬（パーシャルアゴニスト）と言われ，作用メカニズムが違う。

期待できることです。7つの非定型抗精神病薬は，それぞれ作用メカニズムは違いますが，患者さんを過鎮静することなく，すなわち頭をボーッとさせることなく，患者さんの認知機能を改善し，異常体験（幻聴・妄想）と現実とを判断・区別する力を維持させる薬です。

　また，非定型抗精神病薬の最大の特徴は，副作用とりわけ錐体外路症状が少ないということです。したがって，定型抗精神病薬ではほとんど常に使用した副作用止めの**抗パーキンソン薬**（☞35）を，非定型抗精神病薬では併用しなくてもよいということになります。このことは，患者さんにとって非常によいことなのです。

　というのは，抗パーキンソン薬は，認知機能の低下（統合失調症での認知障害をさらに低下させる）や便秘症（腸閉塞につながる），排尿困難（尿が出にくい）などの困った副作用を引き起こすので，使用しない方がよいからです。

　しかし，ここで注意を要することが1つあります。オランザピンとクエチアピンは非常によい薬ですが，残念なことに，糖尿病を合併している統合失調症患者さんには「禁忌」と言って，使えないことです。

一口メモ

☞35　**抗パーキンソン薬**：もともとはパーキンソン病を治す薬だが，統合失調症の薬物療法では副作用止めとして使用している。

次に，統合失調症治療での抗精神病薬の使い方について見てみましょう。

単剤療法と多剤療法という言葉があります。患者さんに飲んでもらう抗精神病薬の種類数のことで，1種類であれば単剤，2種類以上の複数なら多剤と言います。

お勧めできるのは，単剤療法です。

理由は，いくら患者さんによい非定型抗精神病薬を処方していても，複数の薬剤を使用していればD_2受容体を必要以上に遮断してしまい，定型抗精神病薬を処方しているのと同じことになってしまうからです。さらに，多剤療法が単剤療法より優れているという証拠はありません。多剤療法では，副作用が出た場合にどの薬が原因なのかわからないので，対応に苦労することになります。

もう1つ，多剤療法がよくない理由としては，多剤であれば大量療法（1日に飲んでもらう薬の用量が多いということです）になりかねないことがあります。大量療法になれば，鎮静ばかりが目立つようになるだけだろうと思います。

最近の私の研究からも，患者心理教育の効果をうまく引き出すには，非再入院率（退院した患者さんの中で，再入院も通院中断もしなかった患者さんの割合）から判断して，**多剤療法や定型抗精神病薬単剤療法よりも，非定型抗精神病薬単剤療法が優っているということがわかりました**[26]。

ところで，抗精神病薬に併用してよく使用する薬（補助薬）があります。気分安定薬，抗不安薬，抗うつ薬，睡眠薬などです。

統合失調症の患者さんには，統合失調症の症状だけでなく，不安であったり，うつ的であったり，不眠であったり，興奮していたりと，統合失調症以外の症状が見られることも当然あるからです。興奮している患者さんでは，気分安定薬（バルプロ酸ナトリウムなど）と抗不安薬（ロラゼパムなど）をうまく併用することによって落ち着かせることができます[17,19,23]。

　このように，**併用薬（補助薬）をうまく使うことによって，無意味に抗精神病薬の量を増やすことがなくて済みます。**

　どんなによい薬であっても，あくまでも対症療法のための薬ですから，必ず副作用があります。**副作用を知っておくことが大切です**[19,23]。

　多く見られる副作用は，口渇，眠気，便秘，肥満，ふるえ，アカシジア（足がムズムズして居ても立ってもおれない）です。他にも，パーキンソン症状（手のふるえやよだれ），ジストニア（突然体がよじれたり，眼球が上を向いてしまったり，舌が出っぱなしになるなど），ジスキネジア（口をもぐもぐするなど），悪性症候群（発熱・発汗があり，意識がしっかりしなくなったり，筋肉が硬くなるなど），高プロラクチン血症（月経不順，乳汁漏出，射精障害，性欲低下などがあり，長期的には，骨粗鬆症の危険がある）などの副作用があります。

　この副作用の中で，アカシジア，パーキンソン症状，ジストニア，ジスキネジアの4つをまとめて錐体外路症状と言います。原則的に錐体外路症状には，抗精神病薬の量を減らすか，抗パーキンソン薬という副作用止めを一緒に服用してもらうことで対処

します。

　患者さんの治療中の問題行動としては、過飲水（水を過度に飲み過ぎること）があります。患者さんの体重が1日のうち大きく増減する場合は、水分の取りすぎがあります。1日3kg以上の体重の増減は要注意です。

　水中毒という状態になると、ボーッとしたり痙攣がおきたりする可能性が生じてきます。コーラなどのソフトドリンクを飲みすぎる場合は、加えて糖尿病になる危険性も出てきます。

　では、患者さんはなぜ水分を取りすぎてしまうのでしょうか？

　よく、薬の副作用で口が渇くからだと言われます。それも1つの理由です。

　もう1つ理由があると思います。私の患者さんで水中毒になった人がいます。その人は水を飲みすぎる理由について、「そこに水があるからだ」と言いました。

　イギリスの登山家ジョージ・マロリーさんは、エベレスト山登頂を3回試みました。「なぜ、あなたはエベレストを目指すのか」と訊かれて、「そこに山があるから」と答えたという話は有名ですが、それと同じです。要は、習慣から過飲水してしまうということです。

　薬の副作用という部分では、口渇のより少ない非定型抗精神病薬に変更することが有効ですし、習慣であれば、水中毒の危険を患者さんに理解してもらって、唾液がよく出るような酸っぱいガムを噛むとか飴をなめるというような習慣に変えてもらうことが有効でしょう。この患者さんは、もともと非定型抗精神病薬を使

用していましたが，他の非定型抗精神病薬に変更することによって，うまく水中毒から脱することができました。

　肥満も困った傾向です。摂取するカロリーと生活で使用するエネルギーとの差で，体重は増えたり減ったりします。摂取したカロリーが使用するエネルギーより多いと体重は増え，使用するエネルギーが摂取したカロリーより多いと体重は減ります。したがって，肥満になる原因は，食べすぎて摂取したカロリーが多すぎるのか，統合失調症の症状から意欲が出ず引きこもってしまって使用するエネルギーが少ないのか，あるいは両方なのかということになります。もう1つ，薬の副作用で肥満傾向となることがあります。

　ともあれ，対策としては，日課を作って生活のリズムを整えたり，運動を取り入れたりするとよいでしょう。患者さんが，常に肥満の指標であるBMI（body mass index：体重（kg）÷身長（m）^{2}で得られる。値が25以上だと肥満で，22が理想です）[5]を意識することも有効です。

　不眠を訴える患者さんは多いです。なぜ眠れないのでしょうか。

　不安・恐怖・緊張・イライラがあるから眠れないのだろうと思います。寝る前に，抗精神病薬，抗不安薬，睡眠薬を飲むことが有効です。しかし，眠れないからとどんどん薬を増やすのは無駄であり，よくないことです。おそらくそれでも眠れないでしょう。

　それよりは，**日課を作って生活のリズムを整えることが有効です**。日中に体を使って動くと健康的な疲れにつながりますから，その分夜に寝られるようになります。

昼夜逆転ということもあります。日中に寝てしまい，夜中起きていることです。

　患者さんの精神状態が悪い時とよい時とで，理由は異なります。悪い時には，日中は刺激が強すぎるか，あるいは家族との関係が煩わしく思えるほど調子が悪いかで，昼に寝てしまうのだろうと思います。よい時には，外に出られない引け目から人の目を気にして寝てしまって，夜は気楽で（夜は自分だけでなく皆が仕事をせず休む時間だから）起きているのだろうと思います。

　対策としては，ご家族と一緒に行える日中の行事予定を作ることから始めて，毎日の日課を作り出せるように，ご家族が患者さんと共同で考えていくことがよいと思います。薬の調整が必要な場合もあるでしょう。

　ところで，患者さんの中には，主治医に何も言わずに，勝手に薬を飲むのを止めてしまったり，飲む量を減らしたりする人がいます。それはよくないことです。**薬はなるべく少ない方がよいですが，患者さんとご家族が副作用を知っていて，その都度，主治医とうまく相談しながら，適切な薬物療法を受けていくことが大事です。**

　この先，もっとよい薬が臨床に使用できるようになることが期待されます。

　さて，服薬に関する患者さんの態度には，コンプライアンスとアドヒアランスがあります（図3）[19,23,27]。

　医師の指示どおり薬を飲むことを服薬コンプライアンスと言います。

```
服薬アドヒア     服薬コンプラ    病識
ランス       =  イアンス    +   主体的服薬
                              回復のための服薬必要性
                              の理解
```

統合失調症の患者さんが病気に打ち克ち社会参加し続けるには，医師の指示どおり薬を飲む服薬コンプライアンスでは不十分で，病識や病感を持ち，病からの回復のための服薬必要性を理解したうえで自ら積極的に薬を飲むという服薬アドヒアランスの確立が必要です。

図３．服薬アドヒアランスと服薬コンプライアンスの関係

患者さんが，「自分は統合失調症ですから薬をください。この薬がないと，統合失調症の症状に振り回されてしまい，うまく生きていけないんです」というように，回復のために主体的に薬を飲んでいくのが服薬アドヒアランスです。

服薬コンプライアンスでは，病状の改善のための服薬必要性の理解にとどまり，病状が改善した時に服薬しなくなってしまう可能性があります。しかし，服薬アドヒアランスでは，病識や病感を持ち，病からの回復のための服薬必要性の理解が得られていますから，病状改善後も回復のために薬を飲み続けることができます[27]。したがって，統合失調症から回復するには，服薬アドヒアランスが必要となります。

(3)心理社会療法

私は，病識の獲得を目指す認知療法的患者心理教育が，やはり心理社会療法の柱であり，もっとも重視されるべきものであろうと思います[17,19,23]。病識を持ち，自分の病状をしっかり把握した

うえで、病状を管理するにはどういう技能を補えばよいのかを考えながら、社会生活技能訓練を受けることが効果的だろうと思います。「幻聴」とか「妄想」という言葉を、たいていの精神科医は患者さんに言ってはいけないタブー（禁句）のように思っています。しかし、私は、外来にも病棟にもデイケアにも、「幻聴」や「妄想」という言葉が溢れた患者心理教育への参加を促すポスターを貼っています。患者さんはそのポスターを見て、患者心理教育に参加してきます。ですから、私の患者心理教育や診察では、患者さんの方から「幻聴」や「妄想」という言葉を使って病状の報告をしてくれますので、私も「幻聴」や「妄想」という言葉を使ってうまく治療の相談ができます。

　また、私の患者心理教育では、認知療法としての考え、すなわち、「症状を体験として捉える。体験であるならば、対処法を変えることによって、体験（症状）は変わる」という考えを踏まえながら行っています。それが、本当に治療的に有効で、退院後の再入院や通院中断が減ります[17,19,20,23,24]。

(4) 患者心理教育の「幻聴君と妄想さんを語る会」について

　「幻聴君と妄想さんを語る会」は、20人ぐらいの統合失調症の患者さんに集まってもらって行っています[17,19,20,23,24]。患者さんが笑顔で「自分は統合失調症である」と言い、「幻聴」や「妄想」への対処の仕方を話しているビデオを観てもらった後で、意見や感想を話してもらうことが治療的なのです。私も常に会に参加しているので、ビデオを観た後はいつも私から感想を述べさせても

らっています。先程も話しましたように、私は認知療法的な考えを頭に置きながら、1人の人間としての感想を心から伝えるようにしています。その後、参加している全員の患者さんから意見・感想を述べてもらっています。昨日入院した患者さんも、明日退院する患者さんも、長期入院中の患者さんも、通院中の患者さんもいますから、いろいろな意見・感想が出てきます。それがよいのです。患者さんが患者さんの教師役をしていることになります。

　もっともよく聞かれる感想は、「笑顔が印象的でびっくりした。あの人は本当に統合失調症の患者さんですか？　私も（症状が）あの人に似ている。あの人が統合失調症というのなら、私もそうかもしれない。でも、あの人のように回復できそうだ」というものです。このように「幻聴君と妄想さんを語る会」では、自然な病名告知ができるのです。医師や看護師が「統合失調症です」と患者さんに病名を教えても、うまくわかってもらえません。つまり、頭を介して理性的に病名告知をしても効果はなく、同じ病気の患者さんから心を介して情動的に説得されると、うまく病名告知ができて病気についてわかってもらえるのです。

　私は、この「幻聴君と妄想さんを語る会」を「ビデオ利用型認知集団精神療法」と命名しています[24]。

(5)他の患者心理教育プログラムについて

　「幻聴教室」や「新しい集団精神療法」などのプログラムも行っています（表4）[17,19,23]。

　「幻聴教室」では、幻聴はどんな体験なのか、どう対処すれば

表4. 患者心理教育の5つのプログラム

①幻聴君と妄想さんを語る会：統合失調症の患者が自分の体験（症状）と対処法を話しているビデオ（幻聴，妄想，暴力，自閉，回復がテーマ）を観た後，参加患者の意見や感想を述べ合う会。認知集団精神療法。感情レベルでの自然な病名告知となる。これまでに，のべ3,129人，1回平均18.1人参加。

②幻聴教室：冊子を用いて，幻聴を症状ではなく体験として受けとめ，対処法を学ぶ会。認知集団精神療法。これまでに，のべ925人，1回平均14.9人参加。

③新しい集団精神療法：スライドを用いて，統合失調症の疾患理解・治療法・リハビリなどについて学ぶ会。治療の栞と治療戦略ノートを用いて，スライドで勉強したことを復習確認することも行う。これまでに，のべ972人，1回平均13.7人参加。

④フォーラムS：「幻聴君と妄想さんを語る会」に参加したことがある患者が集り，精神症状と日常生活についてフリートークする会。話し合うテーマは参加患者から募集しているので，毎回異なり，何になるかはわからない。これまでに，のべ1,346人，1回平均19.0人参加。

⑤栄養健康教室：スライドを用いて，肥満防止のための栄養摂取法と運動法について勉強する会。BMI，有酸素運動について学ぶ。これまでに，のべ720人，1回平均17.6人参加。

よいのかを患者さんが集団で勉強しています。「新しい集団精神療法」のポイントは，統合失調症についての正確な情報を患者さんが集団で勉強することです。脳の病気であること，ドーパミン仮説，錐体外路症状，抗精神病薬などについて1人で勉強するのは難しいものですが，私の患者心理教育はすべて集団精神療法で，

患者さんの仲間で一緒に勉強しています。集団の力は非常に大きく、治療に大切なものです。

(6)社会生活技能訓練・デイケア・作業療法

　社会生活技能訓練（SST）は、病気によって低下した社会技能や生活技能を回復するための援助技法です。一般的にはグループによるロールプレイ形式で行われ、コミュニケーション技能や日常生活上必要な技能を向上させることを目的としています。

　次に、通院患者さんが利用するデイケアについて説明しましょう。

　退院した患者さんは、「生活リズムを作りなさい」と言われてもうまくできないものです。デイケアは、そのような患者さんに治療の一環として、日中の6時間を病院で過ごしてもらい、いろいろなプログラムに参加してもらうものです。

　デイケアの意義には、患者さんが生活リズムを作る、仲間を作る、（プログラムに参加することで）達成感を得るという3つがありますが、実はもう1つの意義があります。患者さんがデイケアに来ている間は、ご家族の方に自分の時間を大事にしていただくということです。

　作業療法（OT）は、身近な活動（作業）を通して表現力・集中力・生活技能の回復を図っていくものです。デイケアよりも小人数で短時間なので、作業療法なら継続的に参加できるという患者さんもいます。

(7)社会資源と福祉制度

　統合失調症の患者さんが社会復帰するには，社会資源をうまく利用することが大切です。いろいろな人の知恵を借り，助けを得ながら頑張って行けることが，うまく社会復帰するコツです。

　社会資源には，訪問看護ステーション，地域の保健所で利用できる事業（料理，運動，娯楽の教室など），各都道府県にある精神保健福祉センターで利用できる介護給付の事業としてのホームヘルプ（家事支援など），訓練給付の事業としての就労移行支援，地域生活支援事業としての行動・移動支援（外出の手助け）などがあります。他にも授産施設，福祉工場，生活訓練施設，地域生活支援センター，作業所，グループホームなどがありますので，患者さんが社会参加するうえでの個々のニーズに合わせて，うまく利用されるとよいでしょう。

　統合失調症は慢性疾患で長いつきあいになりますから，福祉制度をうまく利用して，入院・通院治療にかかる医療費の低減を図ることが大切です。障害者自立支援医療（精神通院）制度（通院医療費の自己負担分が1割になります。有効期間は1年，更新可能。居住の市町村で申請），精神障害者保健福祉手帳（税金の控除，携帯電話の基本使用料金の半額化，自治体によっては公共交通機関の無料化），心身障害者扶養年金（初診から1年6カ月以上経過し療養継続している人に対して）などが主なものです。

　社会資源や福祉制度については，精神科ソーシャルワーカーが詳しいので，相談するとよいです。

(8)入院中に気をつけること：面会

　患者さんが入院されている場合の面会は，1週間に2回ぐらいがちょうどよいでしょう。毎日面会しますと患者さんの焦りにつながりますし，患者さんが病棟になじめず治療にうまく参加できず，早期の退院ばかり訴えるようになってしまいます。面会が少なすぎるのは，患者さんがご家族に見放されてしまったように思うでしょうから，治療的ではありません。

　面会時には，患者さんの話を十分に聴きましょう。退院後のコミュニケーションの練習のつもりで，じっくり聴くようにするとよいでしょう。患者さんの話の背景にある感情を理解できるように聴きましょう。すると，患者さんの安心につながります。しかし，患者さんに振り回されてはいけません。

(9)入院中に気をつけること：外出・外泊

　外出・外泊には，退院に備えるため，気分転換のため，自信回復のためなどの目的がありますが，あくまでも治療の一環ですから，患者さん個々のペースで行います。

　外泊は，患者さんにとって退院後の生活の予行演習になります。ご家族にとっても同様だと思います。

　退院とは終わりではなく始まりです。病気とうまく付き合っていくスタートです。退院後のスタートをうまく切るためには，焦らず，じっくり，ゆっくり，外出や外泊を行っていくこともよいことです。

⑽ 医師の患者さんへの向き合い方について

　当然，医師は患者さんを診察して治療を進めていきます。しかし，医師と患者さんの間にラポール（信頼関係）がないと治療はできません。医師は，どのような態度をとれば患者さんに信頼してもらえるのでしょうか？

　こんな患者さんがいました。

　入院して間もないころは一日中自室のベッド上で過ごし，看護師に促されれば診察室には入ってくるのですが，診察では「医者はクソ食らえだ。病気だ，幻聴だ，妄想だ，薬を飲めと言うだけだ」と言って，私になかなか話をしようとしてくれませんでした。「霊の声が聞こえてくるが，少しずつよくなっている」と幻聴を認めず，治してもらわなくても自分でよくするという態度でした。私がそれ以上聞こうとすると，「くどい。そんなにくどいと，あなたは他の患者さんに嫌われているんじゃないですか。もういいですか」と表情険しく言って，すぐに診察室を出てしまうような始末でした。

　しかし，ある時診察で，私が「あなたは霊の言葉があって辛いようですね。異常体験というのがあって，それは幻聴とか妄想とか言うんですが，うまく幻聴や妄想という体験に対処している人を知っていますよ。そういう人の対処法を患者さんにお教えするのも医師の仕事です。あなたにも教えますね。たとえば，『聞こえてくる言葉が自分に不利なことであれば，それは幻聴としています。それで大丈夫だ』と言う患者さんがいます。私もそれでいいんだと思いますよ。どうですか。そんなことをたくさんの患者

さんに集まってもらって、みんなで勉強しています（患者心理教育のこと）。あなたも出てみませんか」と話したところ、その患者さんは、「あなたは、普通の医者と少し違うようだ」と言いました。

その後、診察でいろいろな体験（症状）を話してくれ、患者心理教育にも出てくれて、表情が明るくなって行きました。看護師も驚くほどの変わりようで、いつもニコニコして、他の患者さんと交流する姿が見られるようになりました。

このように、異常体験の対処法を教える、よい対処をしている患者さんの例を紹介することが、医師が患者さんとのラポールを作るうえで必要なことなのだろうと思います。ただ症状を聞き、薬物療法を工夫することだけでは、患者さんとのラポールを形成することは難しいと思います。

第3回　家族の苦悩と役割について：high EE から low EE へ

(1)ご家族は日頃どうしたらよいのでしょう？

統合失調症の患者さんを持つご家族の中には、非常にお悩みになっておられるご家族もいらっしゃるだろうと思います。

「普通に幸せに生きられるはずなのに、なぜ私は？」

「こんな人生になるはずではなかった。どうして私だけが」

と、嘆いておられるのではないでしょうか？　このお嘆きは当

然で，自然です。家族の1人が治りにくい慢性の病気になり，看病に追われ日々辛い思いで必死に生きておられるご家族の悩みの，自然な吐露であろうと思います。

　人は受容されると生きる力が増します。統合失調症の患者さんも同様でしょう。

　そうすると，患者さんを受容してあげられるのは誰でしょう？それは，ご家族です。

　しかし，そのご家族も受容されなければ生きていけません。受容されれば，冒頭のような嘆きは小さくなって，なんとか折り合いをつけられ，忘れることさえできるものとなるでしょう。

　そのためには，ご家族はどうしたらよいのでしょう？

　家族教室に参加し，統合失調症について学び，自分と同じ悩みを持つご家族と仲間になって，他のご家族の話を聞き，患者さんの苦しみに共感できるようになるとよいでしょう。家族教室に出ている医師の話も聞くことです。そして，ご家族自身も話をすることです。

　そうすると，家族のコツがわかります。患者さんとうまく付き合え，患者さんの症状にうまく対処できるようになります。

　いざという時にはどうするのか？

　患者さんが落ち着かなくなり，ご家族に対する激しい暴言や暴力が見られるようになった時のことです。原則的には，その場から逃げるか，警察を呼ぶか，親類を呼ぶなどして救急システムで救急受診するしかありません。ですから，「いざという時」がないように，常日頃から患者さんとのコミュニケーションを十分に

とっておく必要があります。患者さんの調子がよい時に，調子が悪かった時の症状，調子が悪化する警告サインについて話し合っておく必要があります。そのためにも，患者さんが病識を持つ必要があります。

また，患者さんの調子が悪い時には，頓服薬を飲むように言ったり，病院を急きょ受診しようと言ったり，病院の先生に電話して相談したりすることになるということを，患者さんに前もって了解してもらっておくことが大切です。

ここで，家族のコツを列挙しながら，お話を進めていきたいと思います。

(2)シュビングさんのようになろう

シュビングさんは，まだ抗精神病薬がなかった1900年代のごく初期にヨーロッパで活躍した精神科の看護師です[11]。

ベッド上で毛布にくるまり，医療スタッフをまったく寄せ付けない入院患者がいました。医師たちは，その患者さんに関わることは無駄だからしない方がよいと，シュビングさんに忠告していました。しかし，シュビングさんは，ついにその患者さんを外へ連れ出すことに成功しました。その後，その患者さんは，他の患者さんの世話をするまでになりました。

シュビングさんはその患者さんに対して，どのようにしたと思いますか？　シュビングさんは，その患者さんに拒否されても，毎日ひたすら傍に行き，ただ黙って寄り添っているだけでした。ただ，それだけでした。

家族もこれと同じです。シュビングさんのように、焦らず、諦めず、刺激せず、患者さんの気持ちを理解しつつ、温かな心を伝えようとし続けることが、家族の患者さんに対する姿勢の、大事な基本だろうと思います。

(3) low EE になろう：受容と共感

慢性の病気の場合、患者さんに対するご家族の感情表出が少ない（low EE）家庭ほど、患者さんの再発・再燃が少ないということがわかっています。

ある通院患者さんのご家族（母親）の話を紹介します。

このご家族（第3章でも紹介したご家族です）は、家族教室に参加されていました。毎回の教室では、患者さんに対し批判的で、日ごろの患者さんの行動をなじるような（high EE）発言ばかりされていました。しかし、8回1クールの7回目の教室で、突然、母親が次のようなことを言いました。

「12年間、日々悪戦苦闘しながら今日まで来てしまいました。でも、教室に出るようになって、娘がよくならなければいけないというのではなく、諦めというか、娘のありのままを受け入れなければならないと思うようになりました。人から言われたわけではなく、ここに来てようやく、そう思えるようになりました。今まで娘に対するいろいろな不満を言ってきましたが、自分に都合のよい考えばかりだったと思います。ここで勉強して、長い道のりを越えてやっと病気を受け入れ、娘に寄り添って生きて行くことが一番大切だと思うようになりました」と。

これこそが、ご家族の患者さんに対する low EE の態度です。

この母親は、受容と共感についてよく理解ができたのだろうと思います。自分中心ではなく、相手を中心に置くことで、自分の心にうまく気づくことができたのでしょう。批判や嘆きは、自己中心的な心による行動や感情です。したがって、ご家族の自己中心的な心が、患者さんへの high EE の態度になると考えられるでしょう。

「ありのままを受け入れる」「寄り添って生きて行く」という発言は受容から出る言葉であり、「病気を受け入れる」という発言は共感から出る言葉です。このような受容・共感の心が、low EE の基本だろうと思います。このご家族のように、自分から患者さんにうまく視点を移すことができることが重要であろうと思います。

このことにより、ご家族に余裕と安心が生まれます。

⑷ 愛の距離を守ろう：愛を伝える

ご家族の余裕と安心は、ご家族と患者さんとの心の距離を適切なものにするだろうと思います。これを「愛の距離」と言います[1]。

愛の距離とは、患者さんを突き放すことなく、患者さんの言うなりになることなく、患者さんがご家族を信頼し安心できる心の距離です。「いつも同じ場所からサポートしているよ。安心してください」と信号（愛）を伝えられる距離です。

この距離を保つことが大事です。

患者さんにとって回復のために大事なことは，褒められる体験であり，成功体験です。そのためには，患者さんが安心して，自分ができることは自分ですることが大切です。患者さんとご家族で共同作業ができるとよいでしょう。患者さんに「しなさい」と命令するのではなく，「一緒にやろう」と誘うようにしましょう。そして，患者さんがうまくできたら褒めましょう。

　ご家族は，患者さんに指示，命令，禁止するのではなく，患者さんと相談しながら行っていくという態度をとりましょう（**問題解決法**（☞36）です）。この時のご家族と患者さんとの間の距離が，愛の距離です。

　ところで，「親亡き後」という言葉があります。これは，よくご家族から出される言葉です。縁起でもないとおっしゃるかもしれませんが，あえてこの話題を取り上げてお話しします。

　「親亡き後」の意味することはおわかりだと思いますが，「両親が亡くなった後，この子はどうなるのだろうか？　うまく生きて行けるのだろうか？」という，ご家族が抱いておられる患者さんの行く末についての心配のことです。

　どうしてこのように心配になるのでしょうか？

一口メモ

☞36　**問題解決法**：日常生活の中で患者さんが感じる問題を解決する方法。ある問題について，患者さんとご家族がいろいろな解決法を出し合って，その長所・短所を話し合ってから，1つの解決法を選ぶ。もし，実行した結果その方法がよくなければ，また話し合うことになる。

大きな原因としては、ご家族の不安と孤立があるのではないかと思います。ご家族は、患者さんは病気に打ち勝ててはおらず、自分たちだけで何とかしなければと、問題を一身に背負いこんでいらっしゃるのではないでしょうか？　つまり、患者さんとご家族の距離が「愛の距離」になっておらず、接近しすぎていて、ご家族が患者さんの人生に介入しすぎている可能性があるのではないでしょうか？　ご家族が、患者さんの人生を自分たちだけで何とかしなければと思っておられるのではないでしょうか。

　それは無理なことです。ご家族が問題を背負いこみすぎていると言えます。

　すると、対策はこうなるでしょう。

　患者さんには、病識を持ち病状の管理ができ、仲間との触れ合いができるようになることが必要です。それに続いて、デイケアや作業所に通ったり、保健所の事業（運動教室、料理教室、カラオケ教室など）に参加したり、職業訓練施設やハローワーク（障害者窓口があります。無理のない仕事を紹介してもらえます）を利用して働くのもよいことでしょう（ただし、無理をしない範囲で）。もちろん一朝一夕にはいきませんし、簡単ではないでしょうが、患者さんに努力してもらうことが必要です。

　一歩一歩でよいのです。しかし、そのように患者さんが意識しなくては始まりません。

　一方ご家族は、家族会に参加したり、地域の保健所に相談したりして、ご家族の仲間や相談相手を作ったり、訪問看護や行政のホームヘルプサービスなどをうまく利用して、孤立しないことが

大切です。

みんなで知恵を出し合い助け合って,今日を頑張って生きれば,明日は心配ありません。

患者さんもご家族も,仲間の存在があるとよいでしょう。患者さんにはご家族と仲間の助けが必要ですが,ご家族もうまく相談し助けてもらうことが大事です。

第4回 統合失調症からの回復とは?

(1)症状がなくなることのみが回復ではありません

統合失調症から回復するとは,患者さんがどのようになることを言うのでしょう?

症状がなくなることのみが回復ではありません。治療を受けていても,残念ながら幻覚・妄想は,きれいになくなることはないと考えられます。ですから,幻覚・妄想という症状に振り回されず,うまくそれらに付き合っていけるようになることを回復と言います。

ジョン・ナッシュという人がいます。この人はアメリカの数学者で,1994年にゲーム理論でノーベル経済学賞を受賞し,2002年のアカデミー賞作品賞を受賞した映画『ビューティフル・マインド』の主人公となった人です。

ジョン・ナッシュさんは,統合失調症の患者さんです。拒薬し

再発することを繰り返し，30年間入退院を繰り返しました。映画の中でも彼の奥さんが，彼に薬を飲んでもらうのに苦労している姿が描かれています。

　映画の場面で，ジョン・ナッシュさんがノーベル賞授賞式から帰る時のこと，彼には自分を見張っている人の姿が見えていました。しかし，彼はその姿を非現実のものだと理解して，平然と歩いて行きました。これはおそらく，社会的に立派に適応した時期であっても，ジョン・ナッシュさんには幻聴があったことを表しているのだろうと思います。映像ですから，幻聴ではなくて幻視にしたのだろうと思いますが。

　このように，幻聴や妄想に振り回されずうまく対処できれば，幻聴や妄想があってもよいのです。このジョン・ナッシュさんの在り方が，統合失調症から回復している姿と言ってよいと思います。

　また，ジョン・ナッシュさんは，今から数年前にアメリカの精神医学の学会で講演した時，「幻聴や妄想を消さなければいけないものだとするのではなく，ひょっとしたら，人類の発展に寄与するかもしれないというぐらいに思いましょう」と言ったのだそうです。これも幻聴や妄想に振り回されることなく生きたうえでの，つまり病識を持ったうえでの1つの考えで，悪くはないと思います。

　統合失調症から回復するとは，「ジョン・ナッシュさんのようになろう」ということです。

⑵ジョン・ナッシュさんのようになろう

　では，ジョン・ナッシュさんのようになるには，どうしたらよいのでしょうか？

　ジョン・ナッシュさんは，1人の力で回復したのではありません。彼は，最初は薬を飲まなかったのです。薬を飲むと数学ができなくなるというのが，その理由でした。彼の奥さんが，薬を飲みなさいと必死に説得して，ようやく薬を飲み始めたのです。その結果，彼は回復し，大学に戻れました。

　ジョン・ナッシュさんがノーベル賞に輝いた業績は，統合失調症の発症前の若いころのもので，薬を飲んで安定して大学に戻れたからノーベル賞を取れたわけではありません。しかし，彼が統合失調症の治療薬を飲まなければ，おそらくノーベル賞授賞式に出て家族ともども喜びを分かち合うことはできなかったでしょうし，病識を持つことすらできなかったでしょう。

　このように，服薬は回復の基礎と言えます。

　幻聴や妄想はなかなか消えないものです。幻聴や妄想を消そうとするのではなく，認知機能を改善しようとすべきです。そうすると，薬は，幻聴や妄想を消そうとして飲むものではなく，幻聴や妄想を理解して管理する認知機能を改善するために飲むものだということになります。

　そして，患者さんは統合失調症についての正しい知識を身につけて，症状への対処が上手にできるように勉強しなくてはいけません。患者さんの仲間と一緒に勉強して，うまく生きている患者さんのやり方を真似するのが一番効果的です。

やはり，患者心理教育が大事だということになります。

(3)回復と家族の態度

　患者さんが病状に振り回されず，病気を管理できるようになるには，ご家族のサポートが必要です。

　統合失調症からの回復は，一直線によい方向に向かえるのではなく一進一退ですので，回復の途上に調子を崩すこともたびたびあるだろうと思います。ご家族は，患者さんの調子の良し悪しに一喜一憂するのではなく，常に同じ態度を取り続け，サポートし続けるようにしましょう。

　患者さんの心の拠り所として。

第5回　患者と家族の精神の絆

(1)患者さんへの愛とご家族への信頼

　患者さんは，統合失調症の症状である幻聴や妄想に支配され，不安になって混乱したり，興奮したり，意欲が出ず引きこもったりしがちです。患者さんは心を病み，統合失調症の症状に負けそうになります。ご家族はオロオロしたり，イライラしたり，怒れたり，泣けてきたり，怖くなったりします。

　でも，ご家族は愛の距離を保ち，いつも同じ距離から患者さんをサポートしようとする態度を忘れないようにしましょう（しか

し，先ほども言いましたが，患者さんの興奮が激しくて身の危険を感じるなどの「いざという時」は，患者さんの傍から離れ逃げることも考えに入れておく必要はあります）。

　そして，ご家族が患者さんの病気や症状を理解し，患者さんとの精神[19,23]の絆(きずな)を基に，患者さんの精神に働きかけ続けることによって，患者さんはご家族の愛に気づき，安心し，ご家族を信頼して，心のエネルギーを増し，症状に打ち勝とうと努力するようになります（こうなれば，「いざという時」は少なくなります）。

(2)患者さんとご家族の精神

　ここで，精神について考えておきたいと思います。

　ドイツでは，心は病んでも精神は病まないと考えられています[4,6,8]。そうすると，精神とは，決して変わることのない，人としての命の炎を燃やし続ける力で，**レジリエンス**（抗病力）[23]（☞37），自然治癒力をも包含するものであると考えてよいでしょう。そう理解してください。

　説明しましょう。

　人の命は，神に与えられたものとして，また人智を超えた永遠

一口メモ

☞37　レジリエンス：物理学用語で弾力・反発力を表す言葉。精神医学では，回復力・疾病抵抗性・抗病力と訳されて使用されている。つまり，生来的に人間に備わっている自然治療力のこと。

の宇宙の摂理の一部として，偶然にこの世に現れたものと考えられます。すると，人としての命の炎を燃やし続ける力である精神は，神や宇宙に通じるもので，誰もが共通して持っていて，命のある限り不変であると考えられるでしょう。

　患者さんもご家族も，この精神を命が途絶えるまで，ちゃんと持ち続けているのです。

(3) 心理教育での精神への働きかけ

　もとに戻って話を続けたいと思います。

　私の統合失調症治療では，患者心理教育と家族心理教育において，患者さんとご家族との間の，この精神の絆を強調しています。そして，患者さんとご家族の両者に，この精神や精神の絆に気づいてもらって，互いの愛を感じて病に負けず生きて欲しい，という私の心を伝えるようにしています。したがって，いつも私は，患者心理教育では患者さんの精神に働きかけ，家族心理教育ではご家族の精神に働きかけ，治療の大事な基本的なところを，自然に心からわかっていただくようにしています。

　ご家族は，患者さんとの間の精神の絆を介して，ご家族の愛が患者さんの精神に届くように，根気よく働きかけていくことが必要です。働きかけるというのは，見守り，聴き，助言し，サポートする姿勢を，患者さんに見せるということです。

　愛は相手を包み込むとともに，自分をも落ち着かせるものです。

　そのようなご家族の愛を患者さんに伝えるためには，ご家族はlow EE 家族である必要があります。つまり，患者さんを批判せ

> 患者の大事なこと:「病識」と「症状への対処」
>
> 家族の大事なこと:「受容」と「共感」

統合失調症の治療法は,薬物療法や心理社会療法などがさまざまに工夫され使用されています。しかし,究極的に大事で,これさえあれば何とかなるというものは,この図に示すものです。

図4. 統合失調症治療でもっとも重要なこと

ず,敵視せず,感情的に巻き込まれず,温かな雰囲気の家庭を保ち,患者さんを褒めるようにする家族です。

(4) ご家族による受容・共感と患者さんの努力(図4)

　この働きかけの愛の手段は,受容と共感です。

　あるがままの患者さんを受け入れて,患者さんの立場に立って,患者さんの心の理解をすることが基本です。この働きかけがうまくいった時,患者さんはコンステレーションに気づき,家族の愛に安心し,統合失調症からの回復に向かって頑張っていこうと思えるのです。患者さんは安心を力として,症状に対処し,病状を管理し,日課を行い,リズムよく生活するようになれるでしょう。そして,ご家族と相談し,社会参加しようとし始めるでしょう。

　これを毎日続けられると,1週間が大丈夫です。1週間が大丈夫だと1カ月が大丈夫になります。1カ月が大丈夫だと1年が大丈夫になります。1年が大丈夫だと一生が大丈夫です。

　患者さんの回復を願う全国のご家族の皆さん,この方法で頑張って行きましょう。

第5章

いかがでしたか？——患者さんとご家族の心と人生を大切にしましょう

　統合失調症の「読む家族教室」はこれでおしまいです。

　統合失調症という病気について，そして，ご家族の対応の仕方と在り方について，うまく理解できましたでしょうか？　大事なことは，統合失調症は脳の病気であるとともに心の病気であり，人間的な病気だということですね[19]。患者さんだけが頑張ればよいということではありませんし，ご家族は頑張れよと励ますだけではいけないのです。つまり，患者さんが脳の病気に効く薬を飲んでいるだけでは，適切な治療にならないということですし，ご家族としては，患者さんに「薬を飲みなさい」とだけ言うのは的外れで，患者さんの反発を招くだけということになります。

　ご家族が患者さんに対し，受容と共感を忘れず意識して接するようにすることが大切ですね。そうすれば，患者さんは，病気の受け入れと病状管理をして，社会復帰に向けて頑張り始めます。

　これがもっとも大切なことです。私が，統合失調症治療を専門とする精神科医として，確信していることです。

　統合失調症は，脳の病気への対策としての服薬と，心の病気への対策として症状への対処法とを，患者さんが常に行っていくこ

とを忘れないでいれば人生が保障されるという，人間的な病気です。人間的な病気ということは，患者さんの努力で何とかなるところがあるということですが，また，そこが難しいところですね。

患者さん1人だけでは，この人間的な病気に打ち勝つのは不可能です。ご家族が患者さんと一緒にこの人間的な病気に立ち向かうことができるように，患者さんとの精神の絆を通して，患者さんの精神やレジリエンスに働きかけ，一歩一歩回復へ向かって共に歩き続けることが大切です[23]。それが，統合失調症から回復する患者さんとご家族のコツです[23]。

しかし，ご家族がこのコツをうまく使っていくのがなかなか難しいことも多いかもしれません。

読者であるご家族の皆さん。その都度，本書の「読む家族教室」を振り返って，コツを確認するようにしてください。

統合失調症治療では，患者さんがコンステレーション[19]に気づくことが大切だと言いましたね。その基礎となるのは，患者さんとご家族を中心としたチーム医療[17]ですから，ご家族はぜひ医療スタッフとうまく相談してください。

相談が大事です。

ご家族と患者さんとの相談，ご家族と他のご家族との相談，ご家族と医師との相談，ご家族と看護師をはじめとするコメディカルスタッフとの相談を，うまくやっていきましょう。

黙っていないで話をしましょう。

どんな時でも，話をすれば，きっと心が晴れ，必ず心のエネルギーがたまります。たまったご家族の心のエネルギーは，患者さ

んが統合失調症から回復する力となります。

　頑張って統合失調症に打ち勝って，患者さんとご家族の人生を大事にしましょう。患者さんとご家族の，1回しかない大切な人生ですから。

第2部
読む講演会

統合失調症治療の本質
―― わかっていただきたい大切なこと ――

＊　＊　＊

　私は，統合失調症を専門分野とする精神科医としまして，統合失調症治療についての思いを，実際の治療経験をご紹介しながら，「統合失調症治療の本質──わかっていただきたい大切なこと」と題して，これからお話ししていきたいと思います。手前みそですが，私が最良と考えている治療のエッセンスを皆様にお伝えしたいと思います。

　統合失調症は，医学的に脳の病気であること，詳しく言えばドーパミンという**神経伝達物質**（☞20）のはたらきの異常であることがわかっていますが，その原因はまだよくわかっていません。

　現在のところ，ドーパミンのはたらきの異常を直す化学物質が，統合失調症の治療薬としてもっとも有効なものです。この薬を抗精神病薬と言います。

　残念なことに，現在の抗精神病薬はある程度効きますが，これを飲めばピタリとよくなりますよと言えるほどの効果はありません。病気の原因がわからないのですから，やむを得ないところでしょう。

　皆さんの中に，「だったら統合失調症は治療を受けてもよくならないのでは？」という不安が生じるだろうと思いますが，心配はいりません。

心配無用と言いましたのは，私は，統合失調症では，原因がわかろうとわかるまいと，治療法には違いが生じないだろうと思っているからです。その理由は，たとえ統合失調症の原因究明が成功したとしても，統合失調症を発症してしまって，今，目の前にいる患者さんを救う方法は，現在，私が行っている治療法と同じだろうと思うからです。

　私が行っている治療法をうまくできている患者さんは，名古屋でも東京でも，みんな元気に，患者の仲間・家族・治療スタッフ・医師である私に支えられ，私と相談しながら治療を続けておられます。この「みんなに支えられて，主治医と相談しながら治療を続けていく」ということが，統合失調症治療のコツであり本質だろうと考えています。

　それではここで，私が行っている治療法を具体的に説明しましょう。

　私の治療法では，薬物療法，患者心理教育，家族心理教育が基本で，3本柱となっています。そして，私の治療は，患者さんとご家族に対する**病名告知**（☞1）が前提となります。

　ところで，病名告知とはどういうものであるべきでしょうか？

　私は，患者さんとご家族に，統合失調症とは，「心や行動をまとめること（統合）が今,うまくいっていない（失調）状態（症）だ」ということを理解してもらい，この病名には「回復できる」という意味も含まれていることをわかってもらうことが病名告知だと思っています。

　入院治療に焦点を当ててお話を進めます。

まず，薬物療法です。

ここで大事なことは，統合失調症に有効な抗精神病薬は，あくまでも対症療法のためのもので，統合失調症は薬物療法だけで何とかなるものではないということです。ですから，統合失調症治療での薬物療法は補助的なものです。

とは言っても，入院治療の基本はやはり薬物療法です。

今から14年前になりますが，1996年に，統合失調症の基本症状である注意・記憶・判断・計画性などの機能低下，すなわち社会機能低下を招く認知機能障害を改善する可能性があって，副作用が少ない薬として，**非定型抗精神病薬**（☞34）という新しいタイプの薬を，精神科臨床で使用できるようになりました。この薬は，幻聴や妄想などの陽性症状を改善するだけではなく，従来の定型抗精神病薬では十分な改善が得られなかった陰性症状と，今申し上げた認知機能障害に対しても効果があるという特徴があります。

私は，この薬物療法による認知機能改善効果を利用して患者心理教育を行おうと思っていますので，非定型抗精神病薬しか使いません。薬物療法で急性期の症状が改善した後は，なるべく早期に患者心理教育を開始しています。

私の薬物療法をまとめますと，患者心理教育を開始するまでの非定型抗精神病薬単剤による初期治療と，開始後の維持治療とに分かれています（単剤とは，使用する抗精神病薬が1種類であることを言います）。

初期治療では，薬の用量が多くなっても，気分安定剤，抗不安

薬，睡眠薬などの補助薬を併用してでも，なるべく早期に静穏が得られるようにしています。速やかに落ち着くことが，入院してきた患者さんにとってもっともありがたいことだろうと思いますので。

維持治療では，単剤少量による薬物療法を心がけています。どんなによい薬であっても対症療法のためのものであり，副作用がありますので，維持期の薬物療法では，患者さんごとの効果が期待される最少量を服用することが望ましいことです。

さらに大事なことは，入院治療を行って急性期の症状が収まれば，それで退院して終わりというのではなく，退院は，再入院しないように頑張って治療をしていくためのスタートラインに着くことだということです。退院する時には，患者さんは見かけ上よくなったように見えますが，本当はよくなってはいないと考えた方がよいと思っています。患者さんは，退院して元の環境に戻るのですから，また状態が悪くなる可能性があるわけです。

退院後の病状悪化に備えるためにも，入院治療では最低限，患者さんに病識を持ってもらうようになることが必要です。統合失調症は慢性疾患ですから，退院後も病識をもって薬を飲み続けることが必要なので，退院してからが本当の意味での統合失調症治療になります。

再発・再燃を防ぐためには，病状が軽減安定しても薬を飲み続けることが必要だということがわかっています。そのためには，入院治療中に患者さんが，服薬コンプライアンスに加えて**服薬アドヒアランス**（☞18）を確立しておくことが大切です。医師の指

示に従って薬を飲むのが服薬コンプライアンスですが，服薬コンプライアンスだけでは，病状改善のための服薬必要性の理解にとどまりますので，病状が改善すると服薬を止めてしまうことになりかねません。すると，再発・再燃を防ぐ服薬継続ができなくなってしまいます。

　したがって，統合失調症治療では，病識を獲得したうえに，病からの回復のために服薬が必要だという理解が条件となる「服薬アドヒアランス」を確立することが重要となるのです。服薬アドヒアランスを守っていければ，病状が安定した後も薬を飲み続けることができ，再発・再燃を防ぐことができます。飲みやすく，副作用が少なく，効果のある最少量の薬が処方されるためには，先程も言いましたが，医師とうまく薬の相談ができるようになっていることが必要でしょう。

　ここで，患者心理教育に加えて家族心理教育も重要となってくるのです。

　患者心理教育によって，患者さんが疾患について学び，病識を獲得し，対処法を身につけて，服薬しながら，症状に振り回されずに対処でき，病気を管理することができるようになっていることが必要となります。また，退院後の5年間で再入院も通院中断もしない「5年非再入院率」を調べた私の研究からわかったことですが，患者さんが再入院や通院中断をしないためには患者心理教育の効果だけでは不十分で，家族が家族心理教育に参加して病気を理解し，患者さんをサポートできるようになっていることが必要です。

つまり，急性期の統合失調症治療では，薬物療法，患者心理教育，家族心理教育の3つが同時に行われて，ようやく，「回転ドア現象」と言われるほど再発・再燃が多い慢性疾患に対する効果的な治療となるでしょう。

さて，患者心理教育と家族心理教育を統合失調症治療の根本にすえている私の基本的考え，その基礎となっている私の心をお示ししたいと思います。

統合失調症は脳の病気ですが，心の病でもあります。心に関するドイツ式の考えを用いますと，心と精神は別のもので，心は病んでも精神は病まないとされます。これも，私の統合失調症治療の根幹にあるものです。この，心と精神の関係を用いますと，「患者さんの『心』は幻聴や妄想に振り回されてしまい，自分を見失いそうになるが，しかし，患者さんの命を全うしようとする『精神』は変わることなく常に存在している」ということになります。

幻聴や妄想を「現実ではないから」と否定しても，患者さんは怒るだけでしょう。患者さんの「心」に変われと言っても，どうしようもないのです。そうすると，先ほどの心と精神の考えから，精神は健常時と変わりませんので，統合失調症治療では，医療者は患者さんの「精神」に働きかけるべきだということになります。すなわち，統合失調症治療は，患者さんが「命を全うさせる不変の精神」を見失わないようにし，その精神に支えられつつ，「統合失調症の症状に支配され圧倒されがちな心」を，精神科医師の助言と指導を受け，家族や患者仲間に支えられて，症状に負けな

い心へと変えていくことであり，極めて人間的な作業であるということになります。このような人間的な作業をとおして，患者さんは**コンステレーション**（星座関係）（☞6）の中で，病から回復していくのだろうと思います。

　コンステレーションとは，ユングの言葉で，患者さんが病気がよくなったと感じる時には，患者さんの周りに親・仲間・医師・医療スタッフが集り，自然体でうまく支えてくれていると気づくことです。そのためには，患者心理教育と家族心理教育が是非とも必要であると思います。この2つの心理教育は統合失調症治療の大事な要素なのです。

　私は，患者さんとご家族が，治療における精神とコンステレーションの重要性に気づけるように，患者・家族心理教育の中で染み入るように繰り返し，心から助言指導しています。

　これが私の統合失調症治療の基本的考えです。

　先ほど申しましたように，患者さんが努力することも重要ですが，ご家族が病気を理解し，患者さんをサポートできるようになることがもっとも重要です。

　間違えないでくださいね。これは，患者さんの病からの回復はご家族の責任だと言っているのではありません。そうではなく，ご家族が統合失調症治療を理解し変わることができれば，患者さんの回復力をうまく引き出すことができるという意味です。

　最後に，ご家族に是非わかっていただきたいことをお話ししたいと思います。

　それは，家族による**受容と共感**（☞17）が，統合失調症治療で

はもっとも重要なものの1つだということです。すなわち、患者さんが回復し社会参加できるようになるには、家族による無条件の愛に裏打ちされた、患者さんの立場に立った病気の理解がもっとも大切だということです。

　この私の考えは、常にバックグラウンド・ミュージック（BGM）のように家族心理教育の場で流れています。家族教室でも「みすみ会」でも、いつも私はこの考えを話しています。それで、この私の考えを受けとめる家族が1人また1人と増え続けています。このことにより、患者は1人また1人と家庭での安心を深め、うまく家族と相談し、再入院や通院中断をせず、私のもとへの通院をし続けることができるようになっています。

　あるご家族の言葉を紹介しましょう。

　「家族教室に参加する前は、不安でオロオロしていましたが、教室で勉強して統合失調症治療の全体が見通せるようになって、考え方が変わり、落ち着いてうまく子どもに接することができるようになりました」

　この「統合失調症治療の全体を見られるようになった」という言葉が大事です。この言葉は、「今回の入院治療で何とかしなければ」とか「薬物療法はどれがよいのか」という焦りや緊張がなくなり、「入院治療は治療のゴールへ向かってのスタートであり、家族はゆったりとした気持ちを持ち、愛の距離を保ちながら患者をサポートしながら、これから続く患者の回復への長い道のりを一緒に歩いていけばよい」ということがわかったことを表していると思います。

もう1人のご家族の言葉を紹介しましょう。

「うちの子は発症して10年になります。私たちはそろって家族教室に出て勉強して，病気の理解と患者の理解ができるようになりました。統合失調症では，親は患者の症状をそのまま受けとめ，本人ができることについて根気よく相談に乗りながら，ゆっくり社会復帰の手伝いをすればよいと思えるようになりました。こう思えるようになるには何年もかかりました。うちの子は，落ち着いて少しずつ自信を高めてきているように思います。患者に変わるように求めるのではなく，家族の方が変わることが大切だと思えるようになるには，家族教室に参加し続けて，医師や他の家族の話を聴き，自分も話すことが大切だと思います」と笑顔で話していました。

　このご家族は，患者さんを叱ることなく責めることなく，うまく付き合って，患者さんの回復への意欲を引き出せています。そして，このご家族の患者さんは，「両親が家族教室に出始めて，家庭の雰囲気が変わったので，私は楽になりました」と言い，最近は再入院せず通院していて，外来診察時には笑顔が見られ，積極的に社会参加して行こうという姿勢が見られています。

　このお2人のご家族の話からおわかりになったことと思います。まとめておきましょう。

　患者さんが症状を軽減し，病気とうまく付き合っていけるようになることが，統合失調症治療の目標ですが，目標を達成するには，ご家族が患者さんにそうなれと言い，患者さんにそうなる努力を要求し期待するのではなく，ご家族が受容と共感をとおして，

患者さんの回復を焦らず諦めず,ありのままを受けとめ患者さんを褒め,安心して一緒に生きていこうと思えることが大切だということです。この家族の態度が,統合失調症治療の核になるものなのです。

　統合失調症の患者さんを持つご家族の皆さん,1人で何とかしようとするのではなく,みんなで家族教室に参加して,頑張っていきましょう。

付　録

家族心理教育（家族教室）の効果に関する私の研究結果

　これは，私がこれまでの9年間に行ってきた家族心理教育の効果について，世の中に発表してきたデータの一部です。少し難しいところがあると思いますが，お読みくださると私の話の裏付けとなるエビデンス（科学的な根拠）に触れることができます。

1. 家族教室は，家族を low EE にする効果がある

　Family Attitude Scale という評価尺度（☞38）で，家族教室参加家族22人の EE を測りました。Family Attitude Scale では，120点満点で50点以上が high EE（EE 値が高いこと＝患者の再発が多い）と判断されます。

　家族教室開始前では，EE の平均値は42.8点で，high EE の方が22人中9人もいましたが，終了後では EE の平均値は32.6点と開始前より明らかに下がっており，high EE の方はたった1人でした。この方は，患者さんが外来通院中のご家族で，家族教室前後で EE 値は不変でした。しかし，参加家族全体では EE が著明に低下し，ほとんどすべての家族で，EE は low に変化していました。

　このデータから，家族教室は参加家族を low EE にする治療的効果があると言えます[13]。慢性疾患では，low EE 家族の患者の方が再発・再入院が少ないということがわかっています。

一口メモ

☞38　Family Attitude Scale：家族の EE を測定する自記式評価尺度。30項目あり，1項目につき0～4点で評価する。平均点が高かった項目（high EE 項目）には，次のようなものがあった[17]。「一緒にやっていくのが難しい」「私に面倒をみてもらうのは当然と思っている」「私を疲れさせる」など。

これらのことから，家族教室は患者さんの再発・再燃・再入院を防ぐ効果があると言えるでしょう。

2. 全回参加家族と中断家族における患者の予後の違いについて [16]

全回参加家族，すなわち家族教室に8回全部出たご家族と，中断家族，すなわち家族教室に出たものの途中で参加を止めたご家族とで，参加後1年での患者さんの予後がどう違うかを調べた結果をご紹介します。予後とは，患者さんの行く末のことです。

全回参加家族12人（入院9人と外来3人；開始時 EE は，high EE が3人で，high EE 家族率は25.0％）では，家族教室開始後1年の調査時点で，再入院者は1人でした。この患者さんは，家族教室開始後1年の間に退院したものの，再入院となってしまいました。転院した1人を除いた再入院率は，9.1％でした。

ところで，中断家族6人（入院4人と外来2人；開始時 EE は，high EE が2人で，high EE 家族率は33.3％）では，家族教室開始後1年の調査時点で，再入院者は4人でした。開始後1年の間に退院したものの再入院した人が3人，開始時には外来通院であったが家族教室開始後1年の間に再入院した人が1人でした。再入院率は，66.7％です。全回参加家族と比べて，明らかに高い再入院率でした。

つまり，患者さんが入院か外来かにかかわらず，ご家族は家族教室に中断せずに全回参加することが大事で，それにより患者さ

んの予後がよくなるということです。

3. 非再入院率は，回転ドア現象になりにくさを表すよい指標です

　私は，非再入院率（退院後，再入院も通院中断もしない患者さんの割合）を指標として，統合失調症入院治療で行う治療法の長期効果を判定する研究をしてきました。

　よく，なぜ症状の重症度の改善率ではなく，非再入院率を長期効果の指標とするのかと訊かれます。私は，統合失調症の患者さんは，幻聴や妄想の症状があってもそれに振り回されていなければ，それでよい，十分だと思っています。言い換えると，私は，患者さんの幻聴や妄想がなくなることはないと考えていますので，いかにそれらとうまく付き合っていけるかが，長期治療においては大事になってきます。

　幻聴や妄想をはじめ，症状は増減するものです。したがって，退院後の症状の重症度（または改善度）は，波があり揺れ動いて，測定するタイミングが影響すると考えられますので，長期的変化の傾向を示すには，つまり長期効果の指標としては，ふさわしくないと思います。

　これに反して，非再入院率は，時が経過するにつれてだんだんと低くなっていくだけですので，統合失調症のように再入院が多い病気における入院治療法の長期効果の指標として，優れていると思います。したがって，統合失調症の患者さんがいかに退院後

の長期間にわたって非再入院でいられるか（非再入院率の大小）が，入院統合失調症治療の効果の指標としてもっとも大事なものとなります。

非再入院率は，回転ドア現象になりにくさを表しているとも言えます。

4. 家族教室終了群と中断群での入院患者の1年非再入院率を指標とした，家族心理教育の効果の差について [21]]

1年非再入院率とは，退院後1年間，再入院も通院中断もしなかった患者さんの割合を言います。

終了群と中断群では，開始時のEEに差はありませんでした。しかし，1年非再入院率は，明らかに家族教室終了群の方が高かったと言えます。

つまり，入院患者さんのご家族は，家族教室に参加し始めたら，中断せずに最後まで頑張って参加し続けることが大事で，それが患者さんの再入院や通院中断を防ぐことに非常に効果があるということです。

5. 家族の家族教室開始時あるいは終了時EEと，入院患者の1年非再入院率との関係 [21]]

次のことがわかっています。

①開始時の EE が low であるか high であるかには関係なく，家族教室終了群の入院患者さんの1年非再入院率は高いものでした。
②終了時 EE で調べると，1年非再入院率は，high EE 家族と比べて low EE 家族で有意に高くなっていました。家族教室終了時に low EE になっていることが，患者さんの予後をよくするためには必要だということになります。
③家族教室の終了時に，開始時からどう変化したか（EE が減ったか，EE が増えたか）で1年非再入院率に差が出るかどうか調べましたが，EE 減少群と EE 増加群では，1年非再入院率に差は出ませんでした（終了時 EE はすべて low でした）。つまり，EE の増減に関係なく，やはり終了時に low EE になっていることがもっとも大切だということです。

この研究からも，ご家族が家族教室に全回参加でき，終了時に low EE になれていることが，患者さんの予後をよくすると言えます。

6. みすみ会への参加率

2001年から2005年までのデータを使ってお話しします。
　みすみ会への参加者の割合については，毎年同様の傾向が見られていました。家族教室参加者は5年間で221人でしたが，その

表 1. 家族教室への参加態度による退院後 2 年非入院率の違い

	非再入院者数（人）	通院中断または再入院者数（人）	2 年非再入院率
家族教室不参加（114 人）	59	55	0.518
家族教室参加群（46 人）	31	15	0.674
家族教室中断群（17 人）	9	8	0.529
家族教室終了群（29 人）	22	7	0.759
家族教室終了のみ・「みすみ会」中断群（13 人）	9	4	0.692
「みすみ会」継続群（16 人）	13	3	0.813

約半数の 114 人が 8 回全部に参加し，その約半数の 65 人がみすみ会に参加していました。つまり，家族教室参加者のほぼ 3 人に 1 人が，エンドレスに家族心理教育に参加していることになります。多くのご家族が頑張っておられます。

7. 家族教室への参加態度の違いと入院患者の 2 年非再入院率との関係[18]

家族教室参加群（家族教室に参加した家族の群；教室を終了した人と中断した人がある）と不参加群とで比べますと，2 年非再入院率は参加群で有意に高いという結果でした（表 1）。これは，家族教室に少しでも参加すれば，まったくの不参加よりも再入院を長期間防げることを示しています。

しかし，本当にそうでしょうか？

家族教室参加群を終了群と中断群に分けますと，2年非再入院率は，終了群では不参加群と比べてはっきりとした差があるが，中断群では不参加群と差がないという結果でした。

　つまり，家族教室に参加し始めても中断してしまっては，その効果はないということです。

　次に，家族教室終了群をさらに「家族教室終了のみ・みすみ会中断群」（家族教室終了のみで参加を止めたか，終了後みすみ会に参加したが中断してしまった群）と，みすみ会継続群（家族教室終了後2年間みすみ会に継続して参加している群）とに分けますと，みすみ会継続群でもっとも高い2年非再入院率でした（0.813）。

　以上から，患者さんの再入院予防に対する家族心理教育の効果は，ご家族がエンドレスに勉強する場合にもっとも高くなるということになります。ご家族が継続して病気について学び，うまく対処しつつ，家族間で支え合うことができれば，患者さんは再入院することなく，回復へ向かって頑張っていけるということです。

8. 5年非再入院率で調べた入院中の患者心理教育と家族教室（家族心理教育）の治療効果 [25]

　統合失調症の患者さんの5年非再入院率（退院後5年間，再入院も通院中断もしなかった割合）を指標にして調べた入院治療効果に関する私の研究結果を用いて説明します。

　統合失調症では，回転ドア現象と言われるほど再入院が多いの

ですから，退院後の5年間，再入院も通院中断もしないで通院治療を継続できていることは立派なことです。したがって，5年非再入院率を治療効果の判定に用いるのは意味あることだろうと思います。

　私は，集団療法としての患者・家族心理教育を，統合失調症の急性期治療に組み入れています。患者心理教育では，仲間どうしで病気について語り合うという認知集団精神療法のセッションを実施しています。具体的には「幻聴君と妄想さんを語る会」という7回1クール，1回1時間のセッションで，患者さんたちが自らの体験（病状）と対処法について語り合っているビデオを見た後，参加した患者さんどうしで意見や感想を話す会です。自然な病名告知による病識獲得，疾患理解，症状への対処法の会得を目的としています。

　また，家族心理教育では，疾患について，治療法，家族の役割などを学んだ後，医療者から助言を受けたり仲間と語り合ったりする形式の「家族教室」を実施しています。これは1回1時間半のセッションで，1回ごとにテーマが決められています。セミ・クローズド形式の8回1クールとなっていて，どの回から出てもよいが，8回全部に参加することを条件としています。

　名古屋の病院で，退院後5年間の非再入院率の変化（非再入院率曲線）を調べ，患者・家族心理教育の統合失調症治療における長期効果について検討しました。

　2001年4月〜2003年11月の間に，2週間以上在院して入院治療し，退院した後5年間追跡できた統合失調症患者156人を対象

としました。退院後転医した患者さん，不慮の転帰となった患者さん，およびご家族だけが家族心理教育に参加した患者さんは対象とはしませんでした。

　患者心理教育へは，患者さん自らの意思，あるいは医療スタッフに促されて参加していました。患者さんの参加回数については，患者さんの入院期間の長短も影響し，1回の場合もあれば7回以上の場合もありました。

　家族心理教育へは，ご家族の希望，あるいはスタッフに促されて参加していましたが，8回すべてに参加したご家族の患者さんを「家族心理教育参加者」としました。

　この156人を，「患者心理教育のみに参加した患者群」（以下，患者教育群；58人），「患者心理教育に参加し，ご家族が家族心理教育に参加した患者群」（以下，患者家族教育群；20人），「患者心理教育に参加せず，ご家族も家族心理教育に参加しなかった患者群」（以下，不参加群；78人）の3群に分けました。3群での退院後5年間の非再入院率曲線を求め，**5％の危険率を有意水準として**（☞39），その差を Kaplan-Meier 法（Log-Rank test）で調べました。

一口メモ

☞39　**5％の危険率を有意水準とする**：2つの群の平均値を比較する時，それらに差がない確率が5％未満であると，統計的に意味がある（2つの群の平均値には差がある）とすること。

```
 ——— 不参加群(78人)
 - - - 患者教育群(58人)

 p=0.00674（Log-Rank test）
```

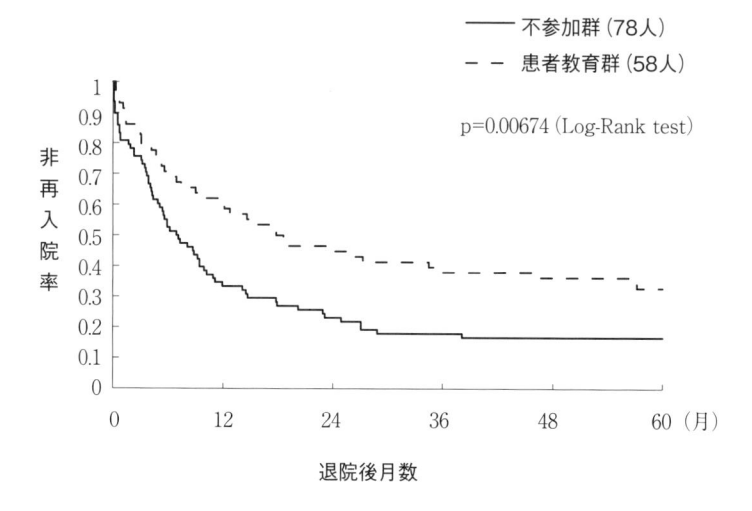

図1．5年非再入院率（1）：不参加群と患者教育群との比較

　3群の非再入院率曲線は，図1, 2, 3に見られるとおりでした。まず，図1を見てください。

　実線が，不参加群の非再入院率曲線です。非再入院率は，退院後から1カ月以内に急峻に下がり，その後も一直線に12カ月（非再入院率は0.333）まで大きく低下していました。退院後1年で，3分の2の患者さんが再入院したか通院を中断していたということです。

　その後は，27カ月（非再入院率は0.192）までの緩やかな低下に転じています。このことは，退院後1年目から2年目の間の1年間で，非再入院率はおおよそ半分になるということを示しています。

その後は，60カ月（非再入院率は0.167）まで平坦となっていました。つまり，退院後2年目以降は，再入院したり通院を中断する患者さんはあまりいなかったということです。

　したがって，薬物療法だけを受けた患者さん（細かく言えば，薬物療法以外にも作業療法などのコメディカル治療は受けています）では，退院後2年間頑張って通院できたら，社会復帰は大丈夫と判断できることになります。しかし，うまくいくのは17％の患者さんだけです。

　破線のグラフが患者教育群の非再入院率曲線です（ご家族は家族心理教育に参加していません）。

　患者教育群では，非再入院率は退院後から9カ月（非再入院率は0.638）まで急峻なカーブで低下していますが，不参加群ほどの低下ではありません。その後は24カ月（非再入院率は0.448）まで緩やかに低下していました。そして，60カ月（非再入院率は0.328）までは，さらに緩やかに低下していました。最終的には，不参加群の約2倍（33％）の患者さんが，退院後5年間通院できていました。

　次に，図2を見てください。

　破線のグラフが，患者さんが患者心理教育に，ご家族が家族心理教育に参加した群である患者家族教育群の非再入院率曲線です。この群では，非再入院率は退院後12カ月まで1.00とほぼ不変で，再入院や通院中断がありませんでした。その後は60カ月（非再入院率は0.550）まで緩やかに低下していました。

　このことは，患者さんが患者心理教育に，ご家族が家族心理教

―― 不参加群（78人）
－－－ 患者家族教育群（20人）

p=0.0000786（Log-Rank test）

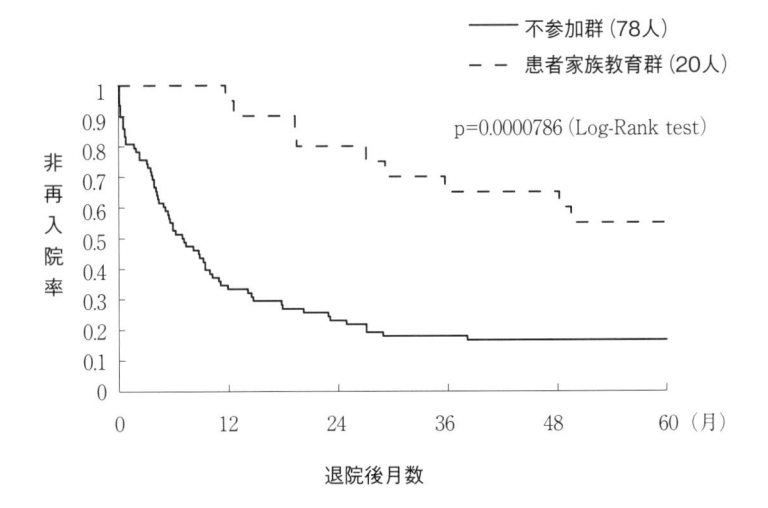

縦軸：非再入院率
横軸：退院後月数

図2．5年非再入院率（2）：不参加群と患者家族教育群との比較

育に参加した場合，驚くことに，退院後1年間は全員が頑張って通院できていたことを示しています。さらに過半数（55％）の患者さん（不参加群の3.2倍，患者教育群の1.7倍）が，退院後5年間は再入院や通院中断をせずに通院できていたということです。

これは素晴らしいことです。びっくりすることです。

しかし，患者家族教育群の非再入院率曲線は，60カ月目（退院後5年間）でもまだ平坦になっておらず，今後まだ再入院または通院中断する患者さんが出る可能性があることを示しています。

このような3群を検討しますと，患者教育群と患者家族教育群の両群で，非再入院率曲線は不参加群のそれより，退院後5年間を通して有意に高く推移していたことになります（それぞれ，

——— 患者教育群（58人）
－－－ 患者家族教育群（20人）

p=0.0282（Log-Rank test）

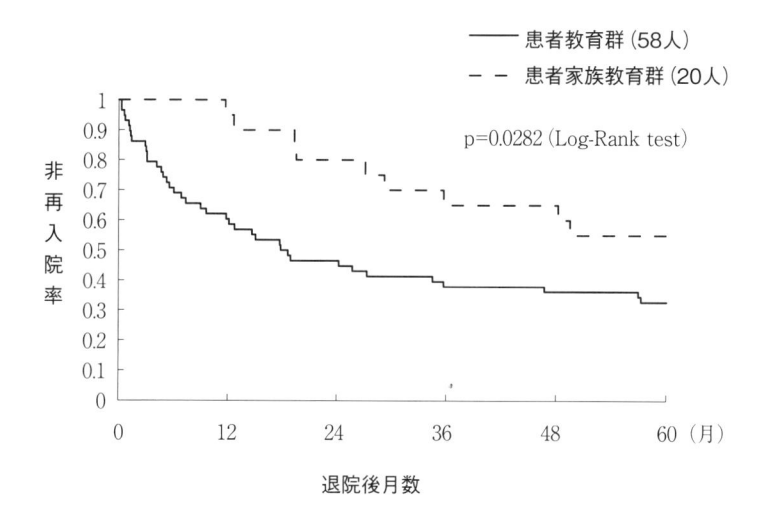

退院後月数

図3．5年非再入院率（3）：患者教育群と患者家族教育群との比較

Log-Rank test で p=0.00674，0.0000786（☞40）；図1，2）。

さらに，患者家族教育群の非再入院率曲線は，5年間を通して常に，患者教育群より有意に高いものでした（p=0.0282；図3）。

本研究の結果からは，次のようなことがわかります。

入院治療が薬物療法のみでは（不参加群），再入院や通院中断を十分に防止できないと判断されます。

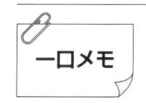

――――――――――――――――――――――――――――――
一口メモ

☞40　p値：2つの非再入院率曲線の間に差がないとする確率。p値が小さいほど，2つの非再入院率曲線は大きな差があることになる。

入院中に薬物療法に加え，病気への対処法を学ぶ患者心理教育や，家族が病気を理解し仲間と触れ合いながら，うまく患者をサポートすることを学ぶ家族心理教育を組み合わせて実施した患者さん（患者教育群と患者家族教育群）では，退院後5年間という長期にわたって，再入院や通院中断のない病状の安定をもたらし，ひいては患者さんのノーマライゼーションにつながる長期効果が認められると言えるでしょう。

　また，患者家族教育群の5年非再入院率が患者教育群より高かったという結果は，患者さんが認知集団精神療法の患者心理教育でいかに病識を獲得し，症状を体験として捉える対処法を身につけたと言っても，それを長期にわたって維持し，活用して，病状を管理して行くことは非常に難しく，したがって患者さんの社会復帰のためには，家族教室でエンパワメントされたご家族のサポートする力がぜひとも必要であることを示していると言えるでしょう。

　これらから，患者さんの努力（患者心理教育への参加）だけでは統合失調症からの回復は困難で，患者さんの努力にご家族の努力（家族心理教育への参加）が加わると，患者さんの統合失調症からの回復は確かなものになることを示しています。

　患者さんとご家族の二人三脚の努力によって，患者さんとご家族全員の人生を保障することができるでしょう。

文　献

1) エイメイソン, C.S.（訳　松島義博, 荒井良直）：家族のための精神分裂病入門. 星和書店, 東京, 2001.
2) Andreasen, N.C. : A unitary model of schizophrenia : Bleuler's "fragmented phrene" as schizencephaly. Arch.Gen.Psychiatry, 56 ; 781-787, 1999.
3) Green, N.F., Neuchterlein, K.H. : Should schizophrenia be treated as a neurocognitive disorder? Schizophrenia Bulletin, 25 ; 309-318, 1999.
4) ヘーゲル, G.W.F.（訳　船山信一）：精神哲学. 岩波書店, 東京, 1965.
5) 岩本安彦, 山田信博：メタボリックシンドローム up to date. 日本医師会雑誌, 136 巻特別号(1), 2007.
6) ヤスパース, K.（訳　藤田赤二）：ストリンドベリとヴァン・ゴッホ. 理想社, 千葉, 1959.
7) 上島国利, 丹羽真一：NEW 精神医学. 南江堂, 東京, 2001.
8) 加藤敏：統合失調症の語りと傾聴. 金剛出版, 東京, 2006.
9) 南山堂医学大辞典. 南山堂, 東京, 1964.
10) 佐藤光源, 井上新平：統合失調症治療ガイドライン. 医学書院, 東京, 2004.
11) シュビング, G.（訳　小川信男, 船渡川佐知子）：精神病者の魂への道. みすず書房, 東京, 1966.
12) 氏原寛, 成田善弘：臨床心理学①カウンセリングと精神療法.

培風館,東京,1999.
13) 渡部和成:患者・家族心理教育は統合失調症の長期予後を良好にするⅡ:家族心理教育の統合失調症治療における効果.臨床精神薬理,7;1355-1365,2004.
14) 渡部和成:薬物療法と患者・家族心理教育からなる統合的治療が功を奏した統合失調症の一例.精神科治療学,20;175-182,2005.
15) 渡部和成:患者と家族に対する心理教育への継続参加が再入院防止に役立っている外来慢性期統合失調症の一症例.精神科治療学,20;613-618,2005.
16) 渡部和成:家族教室後のExpressed Emotion値に影響する因子と教室参加家族における患者の予後について.精神科治療学,20;1151-1156,2005.
17) 渡部和成:新しい統合失調症治療:患者と家族が主体のこころの医療.アルタ出版,東京,2006.
18) 渡部和成:統合失調症入院患者の家族の心理教育への参加態度と退院後2年非再入院率との関係.精神医学,49;959-965,2007.
19) 渡部和成:統合失調症をライトに生きる:精神科医からのメッセージ.永井書店,大阪,2007.
20) 渡部和成:統合失調症における退院後3年通院率にみる患者・家族心理教育の効果.臨床精神医学,37;69-74,2008.
21) 渡部和成:統合失調症家族のEE(感情表出)と家族心理教育の効果との関係.精神神経学雑誌,2008特別号,S364.
22) 渡部和成:病識のない慢性統合失調症通院患者に対する短期教育入院の試み.精神科治療学,24;133-137,2009.

23) 渡部和成：統合失調症から回復するコツ：何を心がけるべきか．星和書店，東京，2009．
24) 渡部和成：統合失調症治療における「ビデオ利用型認知集団精神療法」の治療的意義．精神神経学雑誌，2009 特別号，S499．
25) 渡部和成：統合失調症患者と家族への心理教育は 5 年非再入院率を高める．精神神経学雑誌，2009 特別号，S499．
26) 渡部和成：統合失調症入院治療における患者心理教育の効果と抗精神病薬処方の関係．臨床精神薬理，12；1817-1823，2009．
27) 渡部和成，堤祐一郎：Aripiprazole 内用液と心理教育による統合的治療が服薬アドヒアランスの確立に効果的であった統合失調症入院患者の 1 例．臨床精神薬理，12；2175-2181，2009．

おわりに

　統合失調症患者を持つ全国のご家族の皆さん，最後まで私の「読む家族教室」と「読む講演会」にご参加いただきありがとうございました。

　日頃から私が考え実行している統合失調症治療の重要な構成要素である家族心理教育について，おわかりいただけましたでしょうか？

　皆さんの心は，少しでも救われましたでしょうか？

　患者さんが統合失調症から回復するためには，ぜひともご家族のサポートが必要です。今後も継続して，患者さんを支えていってください。本書をお読みになって，皆さんの心が救われた分だけ，確実に患者さんは安心できるようになっているはずです。これからも，ほかの家族はこういう時にはどう考え，どう行動するのだろうかと知りたくなることがあるでしょう。そういう時は，もう一度本書をお読みになると，ヒントがつかめるだろうと思います。何度でも「読む家族教室」にご参加ください。

　読者の皆さんから，本書をお読みになっての忌憚のないご意見やご感想をいただければ幸いです。

　本書の出版にあたりご尽力いただいた星和書店の石澤雄司社長，

同編集部の石井みゆきさんをはじめとする皆様方に，心より感謝いたします。

　最後に，統合失調症から回復するための合言葉を書いておきます。

　　患者さんは，ナッシュさんになろう。
　　ご家族は，シュビングさんになろう。
　　そうすれば，患者さんは，ユングさんのコンステレーションを感じ取ることができるでしょう。

　　　2010年6月

　　　　　　　　　　　　　　　　　　　　　　渡 部 和 成

索　引

BMI　78
D₂受容体　71
EE (Expressed Emotion)　36
Family Attitude Scale　119
high EE　37, 91, 119
low EE　14, 37, 91, 100, 119

あ行

愛の距離　92
アカシジア　76
悪性症候群　76
新しい集団精神療法　83
アリピプラゾール　73
医師　87
遺伝　60
陰性症状　49, 109
親亡き後　93
オランザピン　73, 74

か行

外出・外泊　86
回転ドア現象　30, 63, 112, 122
過飲水　77
臥床傾向　16
家族間交流　26
家族教室　22
家族心理教育　22, 100, 111, 113, 126, 132
——の参加状況　29
家族の役割　11
葛藤　8
環境因子　61
患者さんの役割　11
患者心理教育　81, 100, 111, 113, 126, 132
気分安定薬　76
急性期　7, 62
休息期　63
緊張型　61
クエチアピン　73, 74
クロザピン　73
クロルプロマジン　71, 73
限界設定　12, 17
幻覚　6, 95
幻声　63
幻聴　63, 81
——教室　82
——体験　26
　要素性——　63
幻聴君と妄想さんを語る会　41, 81, 126
口渇　76, 77
抗精神病薬　69, 71, 107
抗パーキンソン薬　74, 76
抗不安薬　76

高プロラクチン血症 59, 76
コンステレーション 9, 101, 103, 113
根治薬 69

さ行

作業療法 13, 84
作為体験 15
ジスキネジア 76
ジストニア 76
自閉 16, 66
社会資源 85
社会生活技能訓練(SST) 71, 81, 84
就労移行支援 85
シュビング 90
受容と共感 25, 92, 101, 113
障害者自立支援医療制度 85
神経細胞のネットワーク 58
神経伝達物質 58, 107
心身障害者扶養年金 85
深層心理 8
心理社会療法 69, 71, 80
錐体外路症状 59, 72, 74, 76
ストレス脆弱性モデル 60
星座関係 9, 113
精神科医の役割 11
精神科ソーシャルワーカー 24, 85
精神障害者保健福祉手帳 85
セロトニン-ドーパミン拮抗薬 (SDA) 72
仙骨部褥瘡 16

線条体 59
前兆期 62
前頭葉 6, 58, 73
　——の機能障害 59
側頭葉 6

た行

対症療法 109
　——の薬 69
大脳辺縁系 6, 58, 71
多剤療法 75
単剤療法 75, 109
探索的精神療法 8
地域生活支援事業 85
チーム医療 24, 70, 103
昼夜逆転 79
鎮静体験 27
デイケア 13, 84
定型抗精神病薬 73, 75, 109
統合失調症
　——からの回復 95
　——での脳機能異常 58
　——という病名 3
　——の基本症状 68
　——の経過 62
　——の症状 63
　——のタイプ 61
　——の治療 68
　——の発症 58
　——の発症時期と頻度 62

晩発性―― 62
ドーパミン 58, 107
　――仮説 58
　――拮抗薬(DA) 72

な行

ナッシュ 95, 97
認知機能障害 59, 67, 68, 109
認知療法 81, 82
脳下垂体 59
ノーマライゼーション 25, 132

は行

パーキンソン症状 72, 76
破瓜型 61
発動性 66
バルプロ酸ナトリウム 76
ハロペリドール 71, 73
引きこもり 66
非再入院率 75, 121
非定型抗精神病薬 68, 73, 75, 109
ビデオ利用型認知集団精神療法 82
非特異的な症状 62
肥満 78
病識 25
病名告知 5, 108
病名の理解 57
副作用 76, 79
福祉制度 85
服薬アドヒアランス 18, 44, 80, 110

服薬コンプライアンス 80, 110
ブロナンセリン 73
ペロスピロン 73
偏見 3, 69
訪問看護ステーション 85
ホームヘルプ 85
補助薬 75, 76, 110

ま行

慢性期 7
水中毒 77
みすみ会 27
面会 86
妄想 6, 64, 81, 95
　――型 61
　関係―― 64
　被害―― 64
問題解決法 93

や行

薬物療法 68, 71, 109, 132
ユング 9, 113
陽性症状 49, 109

ら行

ライフイベント 61
ラポール 87, 88
リスペリドン 72, 73
レジリエンス 99, 103
ロラゼパム 76

著者略歴

渡部和成（わたべ かずしげ）

昭和26年愛知県生まれ。昭和52年3月，名古屋市立大学医学部卒業。同年4月，愛知学院大学歯学部助手（大脳生理学），57年12月，同講師。この間，56年から57年，アメリカ・カリフォルニア工科大学生物学部リサーチフェロー（神経生物学）。62年4月，八事病院精神科医師，平成9年9月，同副院長。21年4月，恩方病院副院長となり現在に至る。

医学博士。専門は統合失調症治療。

著書には，『新しい統合失調症治療―患者と家族が主体のこころの医療』（アルタ出版，平成18年），『統合失調症をライトに生きる―精神科医からのメッセージ』（永井書店，平成19年），『統合失調症から回復するコツ―何を心がけるべきか』（星和書店，平成21年）がある。学術論文は，臨床精神薬理，精神科治療学，精神医学，臨床精神医学の4誌に多数発表している。

第4回臨床精神薬理賞優秀論文賞を受賞（平成20年）。

統合失調症に負けない家族のコツ

2010年9月1日　初版第1刷発行
2010年12月30日　初版第2刷発行

著　者	渡　部　和　成
発行者	石　澤　雄　司
発行所	㈱星　和　書　店

東京都杉並区上高井戸1-2-5　〒168-0074
電話　03(3329)0031（営業部）／(3329)0033（編集部）
FAX　03(5974)7186
http://www.seiwa-pb.co.jp

©2010　星和書店　　　Printed in Japan　　ISBN978-4-7911-0746-9

- 本書に掲載する著作物の複製権・翻訳権・上映権・譲渡権・公衆送信権（送信可能化権を含む）は㈱星和書店が保有します。
- JCOPY 〈(社)出版者著作権管理機構 委託出版物〉
本書の無断複写は著作権法上での例外を除き禁じられています。複写される場合は，そのつど事前に(社)出版者著作権管理機構（電話 03-3513-6969，FAX 03-3513-6979, e-mail：info@jcopy.or.jp）の許諾を得てください。

(季刊) こころのりんしょう á・la・carte

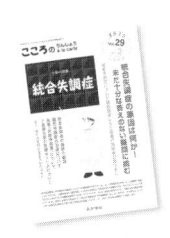

第29巻2号
〈特集〉統合失調症

[編集] 岡崎祐士、倉知正佳

B5判　140頁　1,600円

脳科学、画像研究の進歩にともない、統合失調症の研究においても新たな知見、新たな仮説が生まれている。また、薬物療法もさまざまに工夫がなされ、治療も入院中心から地域へと移ってきている。本特集では、大きな転換点を迎えている統合失調症の最近の動きに焦点をあわせ、症状や早期治療、再発予防、薬の副作用などに関する基本的知識および最新の研究について、一般の方や当事者も視野に入れた50のQ&Aと論説の2部構成でわかりやすく紹介。

【主な目次】特集にあたって／統合失調症 Q&A集／統合失調症の歴史／統合失調症と脳画像／近年注目されている統合失調症の仮説について／非定型抗精神病薬の精神薬理／認知機能障害としての統合失調症、認知矯正療法と認知行動療法の役割／精神病理学は、絶滅寸前か／治療ガイドラインと寛解過程論　ほか

発行：星和書店　http://www.seiwa-pb.co.jp　価格は本体(税別)です

統合失調症から回復するコツ
何を心がけるべきか

［著］渡部和成　四六判　164頁　1,500円

真の統合失調症の治療とは、何か。病気を克服し、うまく生きていくためには、どうすればよいか。著者は、永年の統合失調症の治療経験から、必要不可欠な治療技術や心構えを本書の中で詳細に説明する。著者は、これを「コツ」と呼ぶ。本書は、治療を受ける人（患者）、治療を支える人（家族）、治療する人（医療者）、それぞれに必要なコツを紹介する。患者・家族への心理教育や薬物療法のノウハウを、症例をまじえてわかりやすく解説する。多くの統合失調症の患者さんたちが、このコツを身につけ活用し、回復することを願って書かれた本書は、患者さんのみならず医療者、ご家族にとって必読の書と言えよう。

発行：星和書店　http://www.seiwa-pb.co.jp　価格は本体(税別)です

統合失調症 100のQ&A
苦しみを乗り越えるために

著 リン・E・デリシ
訳 切刀浩　堀弘明

四六判　272頁
1800円

統合失調症を平易に正しく理解するためのQ&A 100集

統合失調症の患者さんやご家族、精神科医療スタッフなどに向けて読みやすく書かれたQ&A方式の解説書。厳密な科学的データに基づき統合失調症をめぐる医療環境の問題点・最新の研究を鋭く指摘する。細分されたパートごとに統合失調症の症状と経過、他の疾患との相違、発症の原因ならびに薬物乱用や暴力・自殺などのハイリスクな問題、スティグマほか倫理的な事柄についても言及する。著者が女性ならではの視点が随所に見られ、女性特有の問題を取り上げているのも特徴。統合失調症を正しく理解するための必読書。

発行：星和書店　http://www.seiwa-pb.co.jp　価格は本体（税別）です

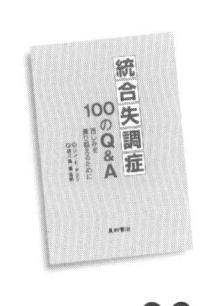

統合失調症への
アプローチ

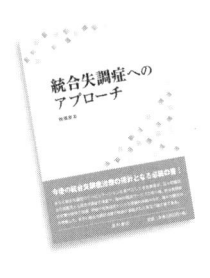

[著] 池淵恵美

A5判　504頁　3,600円

今後の統合失調症治療の
指針となる必読の書！

永らく統合失調症のリハビリテーションを専門としてきた著者が、日々の臨床から垣間見える統合失調症の本質や、精神科臨床サービスの有り様、統合失調症の恋愛や就労の問題、評価や効果検定といった理論的枠組みなど、様々な観点から考察した。まさに統合失調症治療の軌跡が凝縮された珠玉の論文集である。

発行：星和書店　　http://www.seiwa-pb.co.jp　　価格は本体(税別)です

こころの治療薬
ハンドブック
第6版

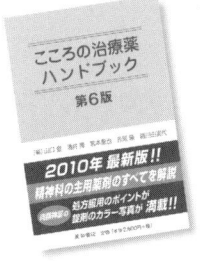

[編] 山口 登、酒井 隆、宮本聖也、
吉尾 隆、諸川由実代
四六判　320頁　2,600円

精神科の主用薬剤のすべてを解説。
本年上市の最新薬まで網羅。

精神科のほぼ全ての薬剤がそれぞれ見開きページで分かりやすく解説されており、専門家だけではなく、薬を服用する患者さんやその家族にもとても使いやすいと好評を博してきた本書の最新版。本年上市の新薬までを追加し、識別コード一覧も全薬剤に拡張した。向精神薬の処方、服用のポイントが満載。精神科の薬物療法に関心のあるコメディカルの方にも最適の書。

発行：星和書店　http://www.seiwa-pb.co.jp　価格は本体(税別)です